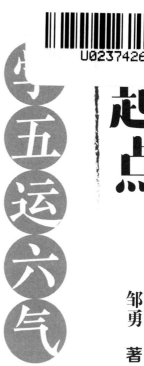

起点

五运六气

邹勇 著

人民卫生出版社

·北京·

图书在版编目（CIP）数据

零起点学五运六气 / 邹勇著. — 北京：人民卫生
出版社，2021.12

ISBN 978-7-117-32610-0

Ⅰ．①零… Ⅱ．①邹… Ⅲ．①运气（中医）– 基本知识
Ⅳ．①R226

中国版本图书馆 CIP 数据核字（2021）第 270552 号

人卫智网	**www.ipmph.com**	医学教育、学术、考试、健康， 购书智慧智能综合服务平台
人卫官网	**www.pmph.com**	人卫官方资讯发布平台

零起点学五运六气
Lingqidian Xue Wuyunliuqi

著　　者：邹　勇
出版发行：人民卫生出版社（中继线 010-59780011）
地　　址：北京市朝阳区潘家园南里 19 号
邮　　编：100021
E - mail：pmph @ pmph.com
购书热线：010-59787592　010-59787584　010-65264830
印　　刷：北京汇林印务有限公司
经　　销：新华书店
开　　本：710 × 1000　1/16　　印张：16
字　　数：228 千字
版　　次：2021 年 12 月第 1 版
印　　次：2022 年 2 月第 1 次印刷
标准书号：ISBN 978-7-117-32610-0
定　　价：55.00 元

打击盗版举报电话：010-59787491　　**E-mail：WQ @ pmph.com**
质量问题联系电话：010-59787234　　**E-mail：zhiliang @ pmph.com**

前言

　　完成了《五运六气入门与提高十二讲》《三因司天方解读》《五运六气百问百答》《五运六气经典理论导读》《邹勇天地人病时系统辨证》，本想五运六气理论的学习可告一段落，编辑说，这些书籍还是太专业，能否出一本通俗易懂、让每一位有一定中医基础的人都能读懂的五运六气书籍，让运气理论能得到广泛的普及。这个要求好难，但是读者所需，便是我们的使命，因此再作尝试，写一本让每一位中医人都能读懂的五运六气理论与实践相结合的书，名之曰《零起点学五运六气》。

　　五运六气离我们其实很近，就在我们的身边。古代皇权统治者知晓运气之道，皇帝自称为"天子"，诏书以"奉天承运，皇帝诏曰……"开头。在我们百姓的生活中，有人中奖了会说"运气真好"，我们办事顺利，也会归之于好运气。自然界的变幻莫测，其实都是五运六气运动使然，所以让每一个人都能了解五运六气，也是很有必要的。

　　五运六气理论内容很多，各种表现看似复杂，其实非常简单。五运六气理论的主要背景是地球的公转运动所产生的各种现象，知道了这个道理，一切复杂的理论就会迎刃而解。以盖大楼比喻中医理论：天人相应犹如地基，决定这个楼怎么盖；阴阳、五行、三阴三阳是盖楼的方法，又是楼的框架和筋骨，故四者是中医理论的基石和灵魂。气充斥于天地、人体内外，而人体之气和精血等则是盖楼用的砖瓦、水泥等材料。楼盖好后，有了房屋犹如脏腑，有了通道和各种管道犹如经络，它们各具功能，楼外的人用象来推测楼内的活动，用天地间楼内外的气来说理运动变化，这就是中医的思维方法。以天上的日月五星、二十八宿为天气坐标，以地上二十四节气的物候现象作为地气坐标，来观察楼内外的各种变化，这就形成了五运六气理论。

本书分九讲。第一讲简要介绍五运六气的概念和意义。第二讲介绍五运六气理论的发展历程。第三讲介绍五运六气的基本原理。第四讲介绍五运六气与中华文明，讲解五运六气的古代哲学观，包括天人相应思想和方法、五运六气的唯物观、五运六气与象数等。第五讲论述五运六气的生命观。第六讲介绍五运六气的天地观。第七讲介绍五运六气的主时节律。第八讲探讨五运六气与临床，包含五运六气病象因机、治则治法、临证方药和临床应用，验案举例选自拙著《三因司天方解读》《邹勇天地人病时系统辨证》。第九讲介绍五运六气与养生和发病预防。

《零起点学五运六气》是写给每一位具有中医理论基础的读者的科普著作，让读者了解五运六气理论与临床，力求简明扼要、文献材料准确，展现运气理论的纲要，讲述本人对五运六气理论的理解，便于读者学习。相对于还没有接触过五运六气理论的读者，我只是一个先学者，把我的学习经验和体会奉献给大家。

本书大部分插图由北京泽芝堂黄巍先生友情制作，谨表谢忱！2018 年五大行星晨昏所见方位由烟台市中医院韩峰主任医师观测提供，谨表谢忱！能将五运六气理论普及，我愿意为之付出努力。书中诸多不足，恳请读者批评指正。

邹勇

于烟台毓璜顶医院

2019 年 3 月

目录

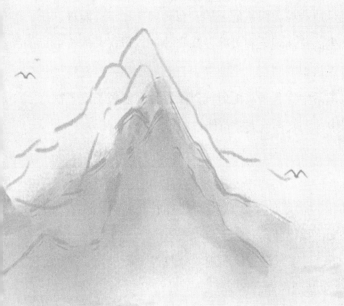

第一讲

五运六气的概念和意义

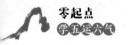
一、五运六气的概念

1. 传统运气学

传统运气学是在天人相应观念指导下，以宇宙天体运行规律演绎自然规律和人体生命规律的一门学科。其内涵是以天体视运动现象与自然界气象、气候、物候等变化相联属，探讨人体生命与疾病变化规律并提出防病治病方法。

2. 客观运气学假说

由于古人对客观世界的认识角度和认识方法所限，传统运气学是建立在人肉眼所能观察到的天体自然现象基础上的理论体系，既有客观性，也有主观性。为此笔者提出了客观运气学假说。客观运气学是在中医天人相应观念指导下，以地球在宇宙间的运行规律，探讨自然界气象、物候和人体发病及防病治病的理论体系。

客观运气学研究的内涵是地球在太阳系的公转、自转规律和宇宙能量、大气环流规律以及由此而产生的自然现象和人体发病规律，它包含了传统中医运气学的研究成果，从客观认识的角度，全面展现自然规律和人体发病规律。所谓宇宙能量，是指太阳系中有各种高能射线以及各种高能粒子流等物质的运动。地球在运动过程中，大气环流受宇宙能量的影响。

3. 五运

以木、火、土、金、水五行之气的运行变化，说明宇宙天体、自然气令、物候与人体疾病的相关变化规律。

《黄帝内经》中的气令，包含了气象（风、雨、冰雹等）和气候（寒、热、温、凉），相当于现代气象学的内涵。

"五运"一词，最早见于战国时代，齐国邹衍提出"著终始五德之运"。

《白虎通义·五行》云："五行者，谓金、木、水、火、土也。言行者，欲为天行气之义也。"

汉郑康成疏《尚书·洪范》曰："行者，顺天行气也。"

《汉书·艺文志》云："五行者，五常之行气也。"王冰曰："五运，谓五行之气，应天之运而主化者也。"

明代张三锡《医学六要·五运要略》云："盖运者，动也，主行乎天地之间，管一年之化令也。"

《孝经纬·钩命诀》云："五气渐变，谓之五运。"

《素问·五运行大论》云："……《太始天元册》文，丹天之气经于牛女戊分，黅天之气经于心尾己分，苍天之气经于危室柳鬼，素天之气经于亢氐昴毕，玄天之气经于张翼娄胃。所谓戊己分者，奎壁角轸，则天地之门户也。"

4. 六气

即风、寒、暑、湿、燥、火，是六种不同的天气变化特征，是天体运行所化生的自然现象。

六气也称六元，为天之阴阳，为本；与本相对应的为标，以三阴三阳相配；标本之间为中气，中气也是天气，与标气互为表里，共同维持天气的动态平衡。

六气一词，最早见于公元前541年，《左传·昭公元年》云："晋侯有疾，求医于秦，秦伯使医和视之。"医和在论及病因时指出："天有六气，降生五味，发为五色，征为五声，淫生六疾。六气曰：阴、阳、风、雨、晦、明也。"

《素问·天元纪大论》云："天有五行，御五位，以生寒暑燥湿风……寒暑燥湿风火，天之阴阳也，三阴三阳上奉之。"

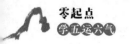
标本相合：指六气标本相合，即厥阴风木、少阴君火、少阳相火、太阴湿土、阳明燥金、太阳寒水。内涵标气、本气、天地之气，寓天地形气相感、自然万物化生之意。如厥阴风木，在天为风，在地为木，厥阴之上，风气治之，故曰厥阴风木。

《素问·天元纪大论》云："神在天为风，在地为木；在天为热，在地为火；在天为湿，在地为土；在天为燥，在地为金；在天为寒，在地为水。故在天为气，在地成形，形气相感而化生万物矣。"

5. 三阴三阳

三阴三阳即厥阴、少阴、太阴、少阳、阳明、太阳。《素问·天元纪大论》说："阴阳之气各有多少，故曰三阴三阳也。"中医古籍里有多种序次不同的三阴三阳，大抵可以归纳为经脉生理特性及其层次类、经脉长短浅深和血气盛衰类、病理反应类、脉诊部位类、时间周期类等。

最早记载三阴三阳的文献可能是马王堆汉墓出土的《阴阳脉死候》："凡三阳，天气也……凡三阴，地气也。"《足臂十一脉灸经》和《阴阳十一脉灸经》中有以太阳、阳明、少阳、太阴、少阴、厥阴命名的经脉名称，这是目前中医医籍中所能见到的最早的三阴三阳术语。

三阴三阳的起源也有其古代天文学意义，当代肖军从晷仪的日影测量，认为《黄帝内经》中三阴三阳是源于"移光定影"，指出少阳、阳明、太阳标定了太阳升起的三个点，厥阴、少阴、太阴标定了太阳落下的三个点，从而找到了三阴三阳在古代天文学中的原始含义，说明三阴三阳和太阳的周年视运行相互关联，表明天人相应思想在古代是有具体标定的（图1）。

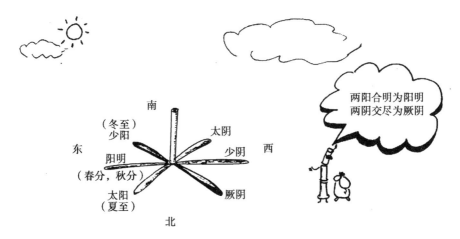

图1 三阴三阳古代天文学意象图

在中医典籍中，三阴三阳理论贯穿于《黄帝内经》全书，张仲景更是以三阴三阳为基础，在其所著《伤寒杂病论》中发展了《黄帝内经》理论及临床应用。

三阴三阳在《黄帝内经》理论中大体可分为以下三种内涵：

（1）天之三阴三阳

以风、寒、暑、湿、燥、火六元为本，三阴三阳为标，中气与之相承说理六气天道。天之六气之本为风、寒、暑、湿、燥、火，厥阴之上为风，少阴之上为热，太阴之上为湿，少阳之上为火，阳明之上为燥，太阳之上为寒。

《素问·天元纪大论》云："寒暑燥湿风火，天之阴阳也，三阴三阳上奉之……厥阴之上，风气主之；少阴之上，热气主之；太阴之上，湿气主之；少阳之上，相火主之；阳明之上，燥气主之；太阳之上，寒气主之。所谓本也，是谓六元。"

《素问·六微旨大论》云："所谓本也，本之下，中之见也，见之下，气之标也，本标不同，气应异象。"

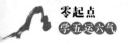

（2）地之三阴三阳

以木、火、土、金、水、阴精与天之三阴三阳相承，以说理地道。地之六气与天之六气相承相制，遵循五行相克规律，水气承制少阳相火，土气承制太阳寒水，风气承制太阴湿土，金气承制厥阴风木，火气承制阳明燥金，阴精（水气）承制少阴君火。

《素问·六微旨大论》云："相火之下，水气承之；水位之下，土气承之；土位之下，风气承之；风位之下，金气承之；金位之下，火气承之；君火之下，阴精承之。帝曰：何也？岐伯曰：亢则害，承乃制，制则生化，外列盛衰，害则败乱，生化大病。"

（3）人之三阴三阳

太阳、阳明、少阳、太阴、厥阴、少阴。《黄帝内经》记载了大量三阴三阳在人体中的具体应用，《伤寒杂病论》更是以三阴三阳来说理人体六气、六经的发病及其变化规律。

三阴三阳之气存在于脏腑、经脉、经筋、皮部之中，各部也以三阴三阳命之。其离合出入、升降沉浮，数之可得，合于阴阳变化规律。

三阴三阳在人体中除了归纳经脉生理特性及其层次类、经脉长短浅深和血气盛衰类、病理反应类、脉诊部位类、时间周期类等内涵之外，更多的是探讨天、地、人与自然、疾病的关系，说明人体结构和气化。

《素问·五运行大论》云："夫数之可数者，人中之阴阳也，然所合，数之可得者也。夫阴阳者，数之可十，推之可百，数之可千，推之可万。天地阴阳者，不以数推，以象之谓也。"

《素问·阴阳离合论》云："三经者，不得相失也……阴阳𩅲𩅲，积传为一周，气里形表而为相成也。"

《素问·热论》云："伤寒一日，巨阳受之，故头项痛，腰脊强。二日阳明受之……三日少阳受之……四日太阴受之……五日少阴受之……六日厥阴受之……三阴三阳、五脏六腑皆受病，荣卫不行，五脏不通，则死矣。"

6. 五运六气的客观背景

五运六气的背景是地球的公转运动，地球自转产生阴阳，公转产生五运六气。地球每年公转一圈，产生岁运；六十年一个循环，产生六十甲子规律；每十年的运转规律遵循太过、不及循环规律；每年不同时节产生主运、客运规律；不同节气表现的自然气令变化产生六气主客规律。

《素问·五运行大论》云："土主甲己，金主乙庚，水主丙辛，木主丁壬，火主戊癸。子午之上，少阴主之；丑未之上，太阴主之；寅申之上，少阳主之；卯酉之上，阳明主之；辰戌之上，太阳主之；巳亥之上，厥阴主之。"

二、五运六气理论的意义

五运六气理论运用了中国古代的天文、历法、地理、物候、气象等研究成果，承载着中华民族文化传承，以研究人体发病及预防治疗。

1. 五运六气理论体现了中医的科学性

陈言说："夫五运六气，乃天地阴阳运行升降之常道也。"天人相应是中医基础理论的根本，五运六气理论是天人相应思想的具体体现，是中医基础理论的核心。

现代科学认识到地球具有公转、自转规律，公转产生四季、五运，自转

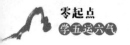

产生昼夜、阴阳（图2）。古人不知道公转、自转的道理，以二十八宿为参照物，以日月、五星、北斗的运行记录自然现象、物候规律、人体发病规律，并互为联系，是以自我为中心对客观现象的真实记录，以此为基础构建的五运六气理论是对客观规律的科学总结，体现了中医理论的科学性。

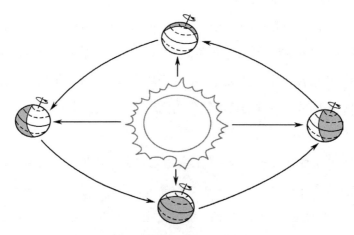

图2　地球公转、自转运动

五运六气理论是中医理论的基础和渊源，是对天人相应思想的具体表达。学会五运六气理论，将有助于中医学习者更好地领悟中医的内涵。

2. 五运六气理论指导临床实践

五运六气理论的运用非常广泛。运气本源于自然，是从天体运行，五星运动，自然界风、寒、暑、湿、燥、火变化，三阴三阳之气的运动规律中总结出来的一套关于自然界气候、气象变化、人体与疾病变化的唯物唯象科学，用于说明和预测自然气候、人体生命和疾病规律，并指导防病治病。

（1）说明自然界气象、气候的变化

根据五运六气理论，可以分析六十甲子中每年的岁运特点，可以分析并预测每年中不同时节可能出现的气化特征。把握岁运、司天、在泉三个要素，分析三者的关系，就可以大致看出一年气令的主要特征；再进一步分析

六气主客、五运主客及其与岁运、司天、在泉之间的相互关系，结合实际，可以较为准确地把握时下气令特征。

（2）预测疾病并指导预防

五运六气对自然生物、人体的影响是有规律可循的，除了说明和预测自然界的气令变化，还可以用来预测人体疾病并指导预防，司岁备物。

（3）运用运气学说治疗疾病

《素问·六节藏象论》云："不知年之所加，气之盛衰，虚实之所起，不可以为工矣。"运用运气学说治疗疾病，首先要认识疾病与运气的关系，针对疾病、病证、病机、病性、病位、病势、病因等，结合体质、运气、发病时间等因素，根据临床实际，辨气血阴阳之失调、虚实之所起、气机之逆乱，灵活准确选方用药。

3. 五运六气理论可以指导养生保健

《黄帝内经》提出了养生保健的方法，养生要顺应运气，使人体阴阳与天地平衡，服用寒凉的食物要远离寒凉的运气，服用温热的食物要远离温热的运气。

在养生饮食的选择上，《黄帝内经》提出了岁谷和间谷的不同：岁谷具有养真气、安正气的作用，间谷具有保精、祛邪的作用。

《素问·六元正纪大论》云："用凉远凉，用寒远寒，用温远温，用热远热，食宜同法。"

《素问·六元正纪大论》云："食岁谷以全其真，避虚邪以安其正……食岁谷以安其气，食间谷以去其邪……食岁谷以全其真，食间谷以保其精……食岁谷以全真气，食间谷以辟虚邪。"

4. 五运六气理论指导防治急性传染病

传染性疾病在我国古代被称为瘟疫、疫气、戾气、时气等，其特点是发

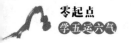

病迅猛、症状相似、无问大小皆相染易。根据运气理论可以及早做出预测并制订预防方案，五运六气理论对指导急性传染病的防治具有重要意义。

西医在传染病暴发时会检测病原微生物，研究各种疫苗和治疗药物，对当下发生的疾病会有明显疗效，但并不能治疗所有的暴发性传染病。中医药可以在防治传染病方面做出巨大贡献。

如流行性乙型脑炎（简称乙脑）是一种烈性传染病，目前西医仍无特效疗法，中华人民共和国成立前，本病在我国病死率高达 60%。1954—1955年，石家庄市通过以中医、中西医结合治疗本病，以清热、解暑、养阴为主，采用张仲景白虎汤、白虎加人参汤为主要方剂随证加减，治愈率高达90% 以上，通过推广"石家庄经验"，我国治疗"流行性乙型脑炎"取得了举世瞩目的成就。1956 年，北京发现流行性乙型脑炎，但同样应用清热、解暑、养阴法疗效并不好，在蒲辅周老中医的建议下，根据发病特点，首先给予宣解湿热和芳香开窍的药物，使许多危重患者转危为安，此后以辛凉透邪法等八法调理，丰富了中医药治疗乙脑的方法。这是典型的因运气病机不同而治疗方法各异的实例。

2009 年我国发生甲型 H1N1 流感。在此年之前，可以预测分析该年的运气和发病特点：该年运气是太阴湿土司天，太阳寒水在泉，当年疫病病机以湿、寒为主。根据运气理论可以及早做出预测并制订预防方案，临床取得了明显疗效。

应用五运六气理论防治急性传染病需要随运气变化特点科学应用，不同年份、不同的时节运气特点各有不同，发病病机不同，治则方药也要不同。

在我国古代也有这样的案例：圣散子方是宋代治疗瘟疫非常著名的方子，宋元丰年间，苏东坡"谪居黄州，连岁大疫，所全活者不可胜数"，"圣散子"为巢元修所藏秘方，授以苏东坡，指松江水为誓盟，不得传人。苏东坡用此方活人无数，为造福民众，违背誓言，将这首"济世之具，卫家之宝"名方传于当时的名医庞安时，殊不知到了后来，此方则成为杀人利器，"辛未年，永嘉瘟疫，被害者不可胜数"（陈言《三因极一病证方论》），"宣和间（宋徽宗年间），此药盛行于京师，太学生信之尤笃，杀人无数，医顿废之"（叶梦得《避暑录话》），"病者服之，十无一生"（俞弁《续医说》）。清代尤怡提出了中肯的看法：岁运有太过不及，天时有五运六气的差异，疫疠的发生也有表里寒温热湿之分，不能一概而论。东坡圣散子之证，其病机属寒湿，病在肌皮胸膈。王丙和陆懋修则从运气大司天的角度进行了分析，认为苏东坡早年正值第六十三甲子太阴湿土在泉，而晚年之时已交六十四甲子，则是相火之运，运气变迁，而方不变，必有古方新病不相能之贻误。

五运六气学说中的大司天理论、疫疠发病理论、三年化疫理论等有待深入研究，运用运气理论防治急性传染病，是中医学的优势。

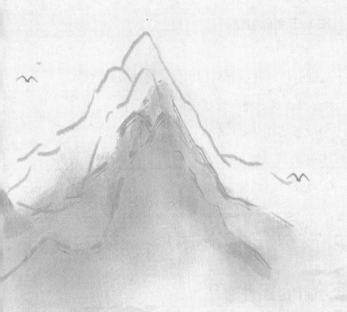

第二讲

五运六气理论的发展历程

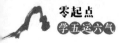

1. 肇源

五运六气理论具有悠久的历史，其形成经历了漫长的岁月。

我国自有文字记载以来，就有对天象的观测记录。《尚书·尧典》云："乃命羲和，钦若昊天，历象日月星辰，敬授人时。"五运六气理论以天人相应为指导思想（图 3）。

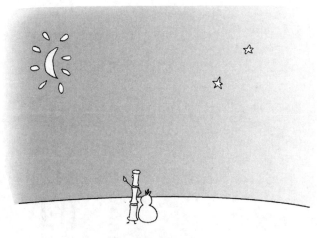

图 3　历象日月星辰

"五运"一词，最早见于战国时代。齐国邹衍提出"著终始五德之运"。《周礼》云："以五云之物，辨吉凶、水旱降丰荒之祲象。"

"六气"一词，最早见于公元前 541 年，《左传·昭公元年》云："晋侯有疾，求医于秦，秦伯使医和视之。"医和在论及病因时指出："天有六气，降生五味，发为五色，征为五声，淫生六疾。六气曰：阴、阳、风、雨、晦、明也。"

《素问·天元纪大论》云："天有五行，御五位，以生寒暑燥湿风。"

2. 《黄帝内经》成书之前的运气理论

《黄帝内经》引用了汉代以前的医学成果，所引古代医籍颇多，如《上经》《下经》《太始天元册》《阴阳》《大要》《九针》《刺法》《针经》《五色》《脉变》《揆度》《奇恒》《脉法》《从容》《脉要》《阴阳传》《阴阳十二官相使》《脉经》《禁服》《脉度》《胀论》《金匮》等二十余种。《灵枢·外揣》言《九针》九篇，《灵枢·禁服》言《九针》六十篇。这些书籍，大都体现了阴阳应象之理，以天人相应的思想，展现天、地、人的规律与医理。可以说，这些医籍，既是《黄帝内经》的成书基础，更是古人天人相应思想与五运六气理论形成的渊源。

天人相应思想自古有之。《上经》《下经》都是揆度阴阳的作品，用天人相应之理、五运阴阳之道，可以行医于天下。《灵枢·外揣》提到了《九针》九篇，"合于天道人事四时之变也"，说明九篇亦用运气之理。《灵枢·卫气行》引《大要》，《大要》也是《黄帝内经》时代之前作品，已熟练应用六气理论、人气理论和天人相应思想。《素问·五运行大论》引上古之《太始天元册》文，论述了"五气经天"理论，明确了五天之气与二十八宿之间的联系，说明《黄帝内经》以二十八宿作为观测天象的定位坐标，成为五运的客观理论基础。《素问·天元纪大论》引《太始天元册》文指出：天空广阔，开天辟地，万物萌生，天行五运，大气流动，统领大地，天布九星，日月交替，五星环转，天设阴阳，地为柔刚，各归所位，阴阳交接，四季交替，生长化生，万物规律。更是把天地阴阳、四季交替、万物生化等自然规律联系在一个有机的理论框架之下。

可以看出，在《黄帝内经》之前的上古文献已经灵活应用了天人相应思想，对《黄帝内经》理论具有深远的指导作用。

《素问·气交变大论》云："《上经》曰：夫道者，上知天文，下知地理，中知人事，可以长久。"

《素问·疏五过论》云："《上经》《下经》，揆度阴阳，奇恒五中，决以明堂，审于终始，可以横行。"

《灵枢·外揣》云："黄帝曰：余闻《九针》九篇，余亲授其调，颇得其意。夫九针者，始于一而终于九，然未得其要道也。夫九针者，小之则无内，大之则无外，深不可为下，高不可为盖，恍惚无穷，流溢无极，余知其合于天道人事四时之变也。"

《灵枢·卫气行》云："《大要》曰：常以日之加于宿上也，人气在太阳。"

《素问·五运行大论》云："《太始天元册》文，丹天之气经于牛女戊分，黅天之气经于心尾己分，苍天之气经于危室柳鬼，素天之气经于亢氐昴毕，玄天之气经于张翼娄胃。所谓戊己分者，奎壁角轸，则天地之门户也。夫候之所始，道之所生，不可不通也。"

《素问·天元纪大论》云："《太始天元册》文曰：太虚寥廓，肇基化元，万物资始，五运终天，布气真灵，揔统坤元，九星悬朗，七曜周旋，曰阴曰阳，曰柔曰刚，幽显既位，寒暑弛张，生生化化，品物咸章。"

3.《黄帝内经》成书与七篇大论

《黄帝内经》以天人相应为指导思想，探讨了天、地、人与发病的关系，分《素问》与《灵枢》两部分，而《素问》中七篇大论为王冰所补，王冰所补七篇大论可能包含了九篇大论的内容（详见《五运六气经典理论导读》），七篇大论形成了系统的五运六气理论。《刺法论》《本病论》为后世刘温舒所补。

《黄帝内经》的成书大约分为两个阶段。第一阶段：公元前100—公元100年之间，《素问》（不含七篇大论）成书。理由是：①公元前104年，汉武帝改古六历为太初历，公元85年，汉章帝改太初历为四分历，《黄帝内经》理论的历法背景主要是这两种历法和十月太阳历，三种历法有机融合，以彰经论。②《汉书》作者班固（公元32—92年），著《汉书》未完成而卒，汉和帝命其妹班昭就东观藏书阁所存资料，续写班固遗作，然尚未完毕，班昭便卒。同郡的马续是班昭的门生，博览古今，汉和帝召其补成七"表"及"天文志"。《汉书·艺文志》载："《黄帝内经》十八卷，《外经》三十七卷"，是不是说明《黄帝内经》在此时已经完成了呢？但《汉书》中没有关于五运、六气的记述，《重广补注黄帝内经素问》中的《七篇大论》补在第十九卷至第二十二卷，至少说明《汉书》完成之时，七篇大论尚未成书，但是《黄帝内经》十八卷此时成书。

第二阶段：《素问》七篇大论在《汉书》不记，王冰《重广补注黄帝内经素问》补运气七篇于卷十九至卷二十二，说明七篇大论成书于《汉书》之后。汉代张仲景《伤寒杂病论·序》云"夫天布五行，以运万类"，"撰用《素问》《九卷》《八十一难》《阴阳大论》"，且在书中运用了五运六气理论，说明七篇大论成书于《伤寒杂病论》之前。

而且，在仲景《伤寒杂病论》成书之前，还有一部重要的理论著作《华氏中藏经》，书中论及主客运气。《华氏中藏经·病有灾怪论》载："四逆者，谓主客运气，俱不得时也。"据孙光荣先生考证，华佗约生于公元110年，约卒于公元207年。

龙伯坚先生考证认为，七篇大论写成于东汉时代。其依据如下：①《素问》的这一部分受到了"谶纬"的影响，"谶纬"起源虽早，但是到西汉哀帝、平帝时代（公元前6—公元5年）才兴盛起来。②采用干支纪年。干支纪年是东汉章帝元和二年（公元85年）颁布四分历以后，才正式起用的，其前用的是岁星纪年。③七篇大论五脏和五行的配合，依旧采用今文说，表明其不会产生于经学的古文说兴盛起来的东汉以后。

七篇大论成书，标志着《黄帝内经》系统理论完全成书，与华佗同时代或稍早成书，故把七篇大论和《黄帝内经》完全成书年代定在公元150年（时年华佗40岁，张仲景出生）或稍早一些。故《黄帝内经》的完全成书年代在公元前100—公元150年之间。

之所以将《黄帝内经》成书定在这么长的年代之间，盖因七篇大论。运气七篇总结论述了六十年甲子的气候、物候、人体发病规律，非一人一时之力所能完成。在《素问·天元纪大论》中鬼臾区曰："臣斯十世。"说明鬼臾区家族世代研究，历经十世。从文献资料所得的五运六气相关资料距《素问》七篇大论六百多年，与鬼臾区所言"臣斯十世"相符。

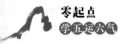
4. 七篇大论形成五运六气系统理论

《素问》七篇大论在上古文献的基础上，形成了系统的五运六气理论体系，是对天人相应思想的具体表达。

《素问》七篇大论探讨了六十年甲子的天地运行规律及其与气令（气候、气象）、物候、人体发病的关系。《素问·天元纪大论》论述了天地运行变化规律；《素问·五运行大论》论述了五气经天理论，在二十八宿背景下的五运六气运动变化规律；《素问·六微旨大论》阐述的是六气发生变化规律及运气相合规律；《素问·气交变大论》阐发了天地气交、五运太过、不及与灾变化生规律；《素问·五常政大论》论述了三气之纪自然界各种事物的变化规律及治病方法；《素问·六元正纪大论》阐述了不同地域的司天之令，六气主客、客主加临、运气相合、五运主岁、郁发、五运六气之应见、六化之正、六变之纪及其与自然气象、气候、物候、瘟疫、发病的规律，并提出治则、治法；《素问·至真要大论》探讨了气化规律、病机十九条、南北政脉法、标本、司天、在泉之胜、邪气反胜、六气胜复、客主胜复等六气之化之变规律及治则、治法，提出了君、臣、佐、使制方理论和五味归脏理论等。

《素问》七篇大论形成了系统完整的理论体系和防病治病方法。其内容博大精深，涵盖天文、历法、气象、气候、物候、病因、病机、治则、组方用药原则等丰富内容。

5. 《素问》遗篇是对运气理论的深化补充

《素问》遗篇阐发了疫疬、三年化疫等规律，以及迁正、退位、升降理论和方法。新校正云：详此二篇，亡在王注之前。而今世有《素问》亡篇及《昭明隐旨论》，以谓此三篇，仍托名王冰为注，辞理鄙陋，无足取者。

笔者对《刺法论》《本病论》两个遗篇做了考证，认为《素问》遗篇可能为刘温舒所作，故将《素问》遗篇改为《素问》补篇。刘温舒作《刺法论》《本病论》还是有巨大贡献的，其继承了王冰五运六气理论学术思想，补七篇大论之不及，发《黄帝内经》之未发，探讨了升降不前、迁正退位等理论和针刺等治疗方法，补充了运气理论中音律内涵，提出了"三虚致邪""三年化疫"等理论。

6. 五运六气理论的传承发扬

七篇大论成书后没有得以流传。唐代王冰从其师藏"秘本"发现了"七篇大论"，并予以详细的考证疏注，形成了我们今天见到的七篇大论。

汉代

张仲景对五运六气理论亦有研究，《伤寒杂病论》序中言："夫天布五行，以运万类。"桂林古本《伤寒杂病论·卷三》做《六气主客》，明言："初气始于大寒。"《伤寒例》列四时八节二十四节气七十二候决病法，《杂病例》云："冬至之后，甲子夜半，少阳起，少阳之时，阳始生，天得温和。以未得甲子，天因温和，此为未至而至也；以得甲子，而天犹未温和，为至而不至也；以得甲子，而天大寒不解，此为至而不去也；以得甲子，而天温如盛夏五六月时，此为至而太过也。"张仲景对五运六气理论已有充分的认识和灵活的临床应用。

唐代

唐代王冰通释《素问》，首次考校疏注"七篇大论"，使运气学说完整系统地成为中医学理论体系的重要组成部分。五运六气学说与《黄帝内经》其他理论体系一脉相承，互相补充，使《黄帝内经》成为集天、地、人、象、物候、人体生理病理、疾病、预防、治疗为一体的中医学经典巨著。王冰又别撰《玄珠密语》以陈五运六气之道，同时还有专述运气的《天元玉册》《昭明隐旨》《元和纪用经》，专载了运气知识，并做了较大的拓展和发挥。《玄珠密语》虽以发运气理论之微为主，但引申国事、战事、物候等吉凶之占，则偏离了医学之本原。《天元玉册》论述了五运六气理论中种种求法，天地之道用八卦之理以合之，发经之微，阐经之用，有可取，亦有不可取。《元和纪用经》根据《素问·六元正纪大论》五运气行主岁之纪，作《六气用药

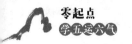
增损上章六法》，其治则承《玄珠密语》，符合王冰所论，书中并列杂病方药，不全为运气所设。《玄珠密语》《天元玉册》应用了奇门遁甲理论说理五运六气，其许多内容偏离了《黄帝内经》七篇大论。

王冰提出了正化、对化概念，发展了观平气法、观象应天、占候气等具体方法，提出了迎随补泻治法，首开按运气变化进行针刺、用药之先河。但是王冰对运气交接时间的混乱，以及对标本中气、南政北政、反手诊脉等的错误认识，误导了后世医家，后世医家以讹传讹，很多错误的理论形成定式。王冰的研究，虽然有些理论方法有偏颇甚至有错误，但《重广补注黄帝内经素问》补运气七篇大论，对中医理论，尤其是运气理论的推广发展，做出了巨大的贡献。

宋代

五运六气在宋代成为显学，运气学在当时被列为太医局必考科目，对五运六气理论和临床的发展起到了极大的推动作用。宋徽宗赵佶撰《圣济经》，畅论五运六气医理，并组织八位医官编撰《圣济总录》，在篇首论运气，详列六十甲子岁运气图，对运气七篇高度重视。林亿、高保衡等对《黄帝内经素问》予以"重新校正"，促进了宋代运气学说的发展。

北宋刘温舒著《素问入式运气论奥》，并补《刺法论》《本病论》，阐发五运六气理论，强调运气理论的重要性，认为"气运最为补泻之要"。《素问入式运气论奥》以《黄帝内经》运气七篇为据，参考王冰注《黄帝内经素问》及《玄珠密语》，"括上古运气之秘文，撮斯书阴阳之精论"，详细论述五运六气之奥义。此书首创以图示标运气之理，以便于理解运气之奥。刘温舒在天地甲子的基础上提出"三年化疫"理论，补充了音律内涵，刘温舒补《刺法论》《本病论》，对运气理论的发展做出了贡献。

南宋陈言在《三因极一病证方论》多篇论述了运气与发病，对君火论、五运论、六气论、时气论等运气理论做了较为深入的阐述。陈言发挥《黄帝内经》理论，创制五运六气时行民病证治方十六首，其价值堪与三因理论相媲美。陈言作十六首运气方，分别是苓术汤、麦门冬汤、附子山茱萸汤、牛膝木瓜汤、川连茯苓汤、苁蓉牛膝汤、黄芪茯神汤、白术厚朴汤、紫菀汤、五味子汤、静顺汤、审平汤、升明汤、备化汤、正阳汤、敷和汤。

金元

金代成无己作《注解伤寒论》，将运气列为首卷，在《注解伤寒论》卷首录《图解运气图》，详列"南北政脉应""运气加临""汗差棺墓""补泻病证"诸图，并强调说："五运六气主病，阴阳虚实无越此图。"此图当不是仲景所为，也不似成无己所为，极有可能为后世医家所补入。

"金元四大家"的刘完素、张从正、李杲、朱震亨对运气学说进一步做了创新发展，不仅表现在对《黄帝内经》运气学说的探微索隐，而且还表现于对运气学说的临床运用。无论是病机学说，还是遣药制方的治疗学，悉能以运气学说为指导，即贯运气学说于理、法、方、药之中，是以该期又为运气学说运用之盛期。刘完素著《素问玄机原病式》《黄帝素问宣明论方》，以"气化"理论统领理论创新与阐释，以五运六气归纳病机。刘完素对"亢害承制"理论、"胜复郁发"等概念进行创造性的革新与发挥，并用于临床治疗，创"火热论"观点，提出了燥气发病病机——"诸涩枯涸，干劲皴揭，皆属于燥"。承其学者有李杲、王好古等著名医家，李、王二氏秉承师学，著《脾胃论》《用药法象》《汤液本草》，以传承发扬运气学术，李杲所制补中益气汤、普济消毒饮子等诸方，以广其遣药方论的应用，是以运气学说在治疗学上得到了广泛的使用。张从正、朱震亨等对推动运气学说的应用发展都做出了重要贡献。张元素论五运主病、六气为病、五运病解、六气病解完全吸收了刘完素的论述，运气治则较刘完素有较大的发展，并提出五运六气治法纲要，对六气发病选取了许多方剂，为五运六气的临证选方做出了贡献。

明代

明代医家韩懋秉承了元会运世理论，并创制"五瘟丹"。《韩氏医通》云："自开辟来，五气乘承，元会运世，自有气数，天地万物举不能逃。近世当是土运，是以人无疾而亦疾，此与胜国时多热不同矣。如俗称杨梅疮，

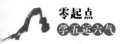

自南行北，人物雷同，土湿生霉，当曰霉疮。读医书五运六气、南北二政，何以独止于一年一时而顿忘世运元会之统耶！"

汪机系统论述了运气理论，其在《运气易览》中对运气周期中的60年交司时刻、月建、五音建运、南北政等重要问题进行了深入阐述。汪机创六气主病治例方六首，分别是风胜燥制火并汤、水胜湿制风并汤、火胜寒制湿并汤、土胜风制燥并汤、热制寒并汤、火胜阴制雾沤溃并汤，进一步发展了运气制方。

楼英著《医学纲目》，其书中《运气占候》旨在强调五运六气的预测，《内经运气类注》对五运六气理论有较为精辟的阐述。

李梴著《医学入门》，作《运气总论》，极为重视运气升降理论，提出"升降出入，生气之常也"及"有在天之运气，有在人之运气"等认识。

王肯堂在《医学穷源集》中提出"三元运气论"，将运气变化过程分为上元、中元、下元，每元60年，天道60年一小变，人之血气亦随之而小变。其对病证、组方亦颇重气运、时令。其弟子殷宅心整理其《医学穷源集》，收集评释其临床验案，是现存最完备、最系统的应用运气理论的临床验案。

张介宾宗《黄帝内经》之理以释运气，做《类经》《类经图翼》《类经附翼》以释其理，从天象、物候、律原、易义、图解等多方阐发。张介宾对运气七篇大论分类注释和阐述，并对运气学说有其独到的发挥，其解不乏精道，但无创新。

清代、民国

明末清初，费启泰阐发、扩大了"大运""小运"的概念。其在总结家学经验时发现疾病特征按三阴三阳（六气各主60年）的结构呈周期性变化，用以解释历代主流医家互相抵牾的医学主张，称之为"大运"。

清代王丙著《伤寒论说辩附余》，发展了五运六气大司天理论，认为历代医家学术思想及治疗特色形成的原因与大司天相关。其曾外孙陆懋修秉承了王丙的观点并予以发挥。

清代马印麟作《瘟疫辨论》《瘟疫发源》，应用了刘温舒迁正退位、三年化疫等理论阐发瘟疫运气病机。薛承基《伤寒经证附余》书末附"甲子会纪"，早于陆懋修《大司天三元甲子考》。吴谦等编《医宗金鉴》，作《编辑运气要诀》，将《黄帝内经》运气要语编成歌诀，并列图于前，阐发运气理论。

薛雪、杨璿、刘奎、余霖等对五运六气与瘟疫、疫疹等都做出了发挥；吴瑭《温病条辨》阐明了运气为温病病原；雷丰《时病论》提出时病与运气有关；吴谦、张三锡、景日昣、程杏轩、叶天士等许多医家都在著作中涉及运气理论和医案，余霖创制"清瘟败毒饮"等。

清末以后至民国年间，张志聪《黄帝内经素问集注》《伤寒论集注》，高世栻、黄元御等人对五运六气学说都有发挥。黄元御制六气治法方：治厥阴风木法，桂枝苓胶汤；治少阴君火法，黄连丹皮汤；治少阳相火法，柴胡芍药汤；治太阴湿土法，术甘苓泽汤；治阳明燥金法，百合五味汤；治太阳寒水法，苓甘姜附汤。

当代

当代对五运六气学说的研究主要以文献整理、临床应用为主，方药中、任应秋等教授非常重视五运六气学说。高等中医药院校编写了《中医运气学》教材，苏颖教授主编了研究生教材《五运六气概论》，尤其是 2003 年SARS 发生之后，国家中医药管理局对五运六气学说尤为重视，设立了专项研究课题，许多学者为宣扬发挥五运六气学说做出了积极贡献。

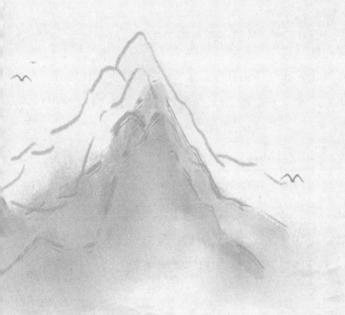

第三讲

五运六气的基本原理

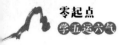

五运按所主时间及变化周期分为中运、主运和客运。

中运也称"岁运"或"大运"，统主一年之运，说明了全年天时的特点，反映的是年与年之间的气候差异，以纪年的天干所化之运来表示，根据年干阴阳属性的不同，中运有太过、不及之分。

主运反映一年五季正常的气候变化，以木、火、土、金、水为序，用角、徵、宫、商、羽表达，相应于春、夏、长夏、秋、冬五季，岁岁如此，居恒不移。

客运用以表述各年五季气候变化的特殊规律，以年干所化之运为初之运，按五音相生之序，太少相间，推移五步，以十年为周期，年年不同。

后世将岁运称为大运、中运，主运、客运为小运。

六气的内容主要包括主气、客气。主气代表一年六步时节天气的常规变化，以五行相生之序，始于厥阴风木，顺次少阴君火、少阳相火、太阴湿土、阳明燥金，终于太阳寒水，固定不变，年年无异。

客气代表一年六步时节天气的不同变化，客气六步的次第，以年支所化之气为司天，位在三之气，其余各步按三阴三阳（厥阴→少阴→太阴→少阳→阳明→太阳）之序运行，周而复始。

客气中包含司天、在泉、间气。司天、在泉统主一年气化，司天主管上半年气化，在泉主管下半年气化，间气各主其步。主气、客气之间存在着客主加临规律，客气加临主气，使其发生改变，称为客主加临，影响各步气化。

为了全面、准确地把握全年气化特征，还应将运与气结合起来进行分析，称为运气相合。根据中运与司天、在泉之气的五行属性之异同，运气相合分为运气同化和运气异化、平气三类，其中运气同化有天符、岁会、同天符、同岁会、太乙天符五种；运气异化视其生克关系，分为顺化、天刑、小逆、不和四种；平气有岁运太过被司天所抑、岁运不及得司天之助、干德符三种。

一、五运

1. 岁运

岁运，统主一年之运称为岁运。又称"中运""大运"，用以说明全年的气令变化特点。

（1）推演方法

以"天干纪运"为方法。

甲己岁——土运

乙庚岁——金运

丙辛岁——水运

丁壬岁——木运

戊癸岁——火运

《素问·天元纪大论》云："甲己之岁，土运统之；乙庚之岁，金运统之；丙辛之岁，水运统之；丁壬之岁，木运统之；戊癸之岁，火运统之。"

（2）岁运的交运时间

一般情况下，太过之年在大寒前13日交运，不及之年在大寒后13日交运（王冰《玄珠密语》）。

《玄珠密语》云："诸运来有日，气运至有时刻，故太过来早十三日，不及来晚十三日。"

（3）岁运的特点

1）从大寒前后，每运主统1年。

2）以五行相生之序，太过、不及交替。

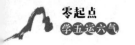
3）按五行每 5 年循环 1 周，按天干 10 年循环 1 周。

2. 主运

主运，分主一年五季的正常变化，周而复始，历年不变，故称"主运"。推求方法：五步主运、五音建运、太少相生。

（1）五步主运

把 1 年分为五个季节：春、夏、长夏、秋、冬，分主五运，每运时间：365.25 日 /5 ＝ 73 日 5 刻。

<blockquote>

初运木：大寒日始

二运火：春分后 13 日始

三运土：芒种后 10 日始

四运金：处暑后 7 日始

终运水：立冬后 4 日始

</blockquote>

（2）各运特点

与五行特性相一致，其气令、物候变化和人体脏腑生理变化也表现出相应的五行特征。

（3）五音建运

五音，即角、徵、宫、商、羽。角为木音，徵为火音，宫为土音，商为金音，羽为水音。

角音介于长短、高下、清浊之间。角者，触也。如阳气触动而发生，象春气生发，故角为木之音。

徵音次短、次高、次清。徵者，止也。阳盛而极，物盛则止。徵音如火，火为盛夏盛阳之象，故徵为火之音。

宫音最长、最下、最浊。宫者，中也。土居中央，有中和、敦厚之义，如长夏生化长养万物，故以宫为土之音。

商音次长、次下、次浊。商者，强也。金性刚强，如秋气之清肃，故商为金之音。

羽音最短、最高、最清。羽者，舒也。阴生阳藏，如冬气之寒洁，所以羽为水之音。

与十干相配，角为木音，建木运，配丁壬；徵为火音，建火运，配戊癸；宫为土音，建土运，配甲己；商为金音，建金运，配乙庚；羽为水音，建水运，配丙辛。

角、徵、宫、商、羽分别建于木、火、土、金、水五运之上，根据五音之太、少，推主时五运的太过不及（表1）。

表1　五音建运

运序	初运	二运	三运	四运	终运
主运	木	火	土	金	水
五音	角	徵	宫	商	羽
主时	春	夏	长夏	秋	冬

（4）太少相生

太少相生，即阴阳相生。年干岁运属阳为太，属阴为少。按照五行相生关系而发生相应变化，表现为自然气化规律（表2）。

表2　五音建运太少相生表

年干	甲	乙	丙	丁	戊	己	庚	辛	壬	癸
阴阳	阳	阴	阳	阴	阳	阴	阳	阴	阳	阴
岁运	土	金	水	木	火	土	金	水	木	火
五音	宫	商	羽	角	徵	宫	商	羽	角	徵
太少	太	少	太	少	太	少	太	少	太	少

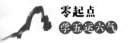
（5）推主运

主运每年始于木、角音，终于水、羽音，固定不变，周而复始。各运中的太过与不及年年变化，太少相生年年不同。

推演方法：

1）根据年干明确岁运。

2）以年干之阴阳确定岁运之太少。

3）以岁运之太少确定相应主运之太少。

4）再按主运之太少相生规律上推至角、下推至羽。

如2014年为甲午之岁，甲年岁运为阳土，属太宫，在三之运（表3）。

表3　太宫（甲）年五步推运表

运序	初	二	三	四	终
主运	木	火	土	金	水
五音	角	徵	宫	商	羽
太少	太	少	太	少	太

（6）主运特点

1）岁运的太过不及与相对应之岁的主运一致。

2）主运太过、不及的变化周期为10年。

（7）主运交运时刻

每年大寒日起运，春分后十三日交二运，芒种后十日交三运，处暑后七日交四运，立冬后四日交终运。

五运交运时间歌诀：

初运大寒至而交，

二运春分后十三，

三运芒种十日后，

四运处暑后七日，

终运立冬四日后。

简明记忆：

初寒分十三，芒十处七冬四后。

3. 客运

客运，分主一年五季特殊气化，年年有变，如客之往来，故曰"客运"。反映了一年五季特殊的气化。

（1）五步主运

方法同主运。

（2）五音建运

方法同主运。

（3）太少相生

规律同主运。

（4）推客运

以《素问·六元正纪大论》为依据：

1）以当年之岁运为初运。

2）以该年岁运的太过与不及来确定客运初运的太少，两者相同。

3）按五音太少相生求其他四步及其太少。

推运要点：客运太少相生只限于客运初运所在的这一个五行周期之内的从角至羽。如甲年，岁运是土运太过，那么，客运的初运就是太宫，之后就

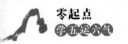

以太宫为基准，以太少相生向后推求至羽，便可知：

太宫→少商→太羽

初运　二运　三运

四运、终运不能太羽生少角往下推求。

正确的方法：以太宫为基准找出五运周期，从太宫往前推求至角，生太宫的是少徵，生少徵的是太角，即：太角→少徵→太宫→少商→太羽。之后，再将太角、少徵按五行相生之序移至太羽之后，便是客运的四运和终运。这样，甲年客运五步的太少是：

初运　二运　三运　四运　终运

太宫→少商→太羽→太角→少徵

循主运五行太少相生规律，分作五步，行于主运之上。

客运对主运之气进行干扰，使其发生异常改变，中医运气理论称为"客主加临"。如2014年为甲午年，岁运为阳，为太宫，其五运主客见表4。

表4　甲午年主运、客运表

运序	初	二	三	四	终
主运	木 太角	火 少徵	土 太宫	金 少商	水 太羽
客运	土 太宫	金 少商	水 太羽	木 太角	火 少徵

（5）客运特点

客运年年不同，10年为一个周期。

（6）客运的交运时刻

客运的交运时刻与主运交运时刻相同。

4. 岁运（大运、中运）、主运、客运之间的关系

（1）三者均以五行配天干来推测，说明自然界气化和人体脏腑、阴阳变化。

（2）岁运说明全年气令变化和对人体影响总的变化。主运说明一年中各个季节气令及其对人体影响的常规变化规律。客运说明一年中各个季节气令和对人体影响的特殊变化规律。

（3）三者以岁运为主，客运次之，主运为正常，综合分析运化。

（4）后世将岁运称为大运、中运，主运、客运称为小运。

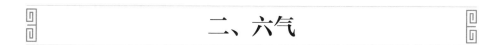

二、六气

六气是风、热、火、湿、燥、寒，乃天地之气，分主气和客气。六气有标本中气。六气之本指风、热（君火）、火（相火）、湿、燥、寒；六气之标指三阴三阳之气；中气指标本之间的气，亦为三阴三阳之气，中气亦是天气；六气标本相合：指厥阴风木、少阴君火、少阳相火、太阴湿土、阳明燥金、太阳寒水。

1. 主气

主气，是指主司一年正常的气化。因其年年如此，固定不变，故称之为"主"。分六步推算，用来说明一年之内二十四节气的常规气令变化。按照木、火、土、金、水五行相生之序排列。

步：把一年中的二十四节气分为6个时段，每个时段为1步，每1步含4个节气，所主时间是60.875天，反映各时段不同的气化特点。

《素问·六微旨大论》云："六十度而有奇。"

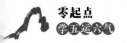

六步：厥阴风木、少阴君火、少阳相火、太阴湿土、阳明燥金、太阳寒水。

推演方法：

（1）主气分为六步，每步主四个节气，按照五行相生的顺序。

初之气：厥阴风木——主大寒、立春、雨水、惊蛰。

二之气：少阴君火——主春分、清明、谷雨、立夏。

三之气：少阳相火——主小满、芒种、夏至、小暑。

四之气：太阴湿土——主大暑、立秋、处暑、白露。

五之气：阳明燥金——主秋分、寒露、霜降、立冬。

终之气：太阳寒水——主小雪、大雪、冬至、小寒。

主气反映的是地理应六节气位，即地气规律。

> 六气六步歌诀：
>
> 　　初大春雨蛰，二分清谷夏，
>
> 　　三小芒至暑，四大秋处白，
>
> 　　五分寒霜冬，终小大冬寒。

《素问·六微旨大论》云："帝曰：善。愿闻地理之应六节气位何如？岐伯曰：显明之右，君火之位也；君火之右，退行一步，相火治之；复行一步，土气治之；复行一步，金气治之；复行一步，水气治之；复行一步，木气治之；复行一步，君火治之。"

（2）六气间的亢害承制

六气有上下，分别为天气和地气。主时之气为天气，下承之气为地气。六气主时，必得下承之气的抑制，才能保证其变化不会太过，六气之间的亢害承制是对六时正常气化的自然调节，体现了五行相克规律。

《素问·六微旨大论》云："相火之下，水气承之；水位之下，土气承之；土位之下，风气承之，风位之下，金气承之；金位之下，火气承之；君火之下，阴精承之……亢则害，承乃制，制则生化，外列盛衰，害则败乱，生化大病。"

（3）主气六步交司时间

初之气：大寒日。

二之气：春分日。

三之气：小满日。

四之气：大暑日。

五之气：秋分日。

终之气：小雪日。

> 简明记忆：
>
> 大分小，大分小。

2. 客气

客气，指一年中的特殊气化规律。随年支的不同而变化，如客之往来，岁岁有变，故称客气。反映三阴三阳之气变化，以说明一年二十四节气在不同年份、不同季节的特殊气化。

以三阴三阳变化规律，周而复始之周期性变化，按六步气化排序：一阴厥阴风木，二阴少阴君火，三阴太阴湿土，一阳少阳相火，二阳阳明燥金，三阳太阳寒水。

客气六步反映的是天道六六之节的运行规律，即天气规律。

《素问·六微旨大论》云："帝曰：愿闻天道六六之节盛衰何也？岐

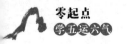

伯曰：上下有位，左右有纪。故少阳之右，阳明治之；阳明之右，太阳治之；太阳之右，厥阴治之；厥阴之右，少阴治之；少阴之右，太阴治之；太阴之右，少阳治之。此所谓气之标，盖南面而待也。故曰，因天之序，盛衰之时，移光定位，正立而待之，此之谓也。"（图4）

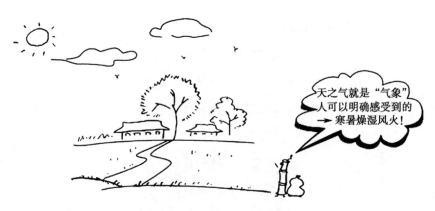

天之气就是"气象"
人可以明确感受到的
→寒暑燥湿风火！

图4　移光定位，正立而待之

客气六步的名称：司天、在泉、左右二间气。

（1）司天之气

司天指轮值主司天气。六气运动于太虚之中，施化万物，六气运行于上，当天之位，为司天之气，也称"天气""岁气"。司天之气统主全年气化，以上半年为主，司天之气反映了上半年阳长阴消规律。司天之气的位置：在六步气运三之气的位置上。

《素问·六元正纪大论》云："岁半之前，天气主之"。

司天之气以"地支化气"确定：先看年支，再据年支确定地支之所化。如甲午年，年支为午，子午之上，少阴主之，其司天之气为少阴君火。

司天歌诀：

子午少阴化君火，丑未太阴湿土分，

寅申少阳化相火，卯酉阳明化燥金，

辰戌太阳化寒水，巳亥风木为厥阴。

地支化气：即甲子中地支之六气变化。六气与十二支相配，称为"地支化气"。

《素问·五运行大论》云："子午之上，少阴主之；丑未之上，太阴主之；寅申之上，少阳主之；卯酉之上，阳明主之；辰戌之上，太阳主之；巳亥之上，厥阴主之。"

（2）在泉之气

即在下的地气，是地气在不同岁支影响下所产生的不同气化，也称"地气"，主管全年气化，以下半年为主，在泉之气反映了下半年阳消阴长的规律。在泉之气的位置：在六步气运终之气的位置上。

《素问·六元正纪大论》云："岁半之后，地气主之。"

在泉之气与司天之气阴阳相对，按照三阴三阳的规律。

一阴对一阳：厥阴对少阳

二阴对二阳：少阴对阳明

三阴对三阳：太阴对太阳

（3）间气

司天、在泉左右之气，为间气。客气有六，除司天、在泉二气之外，其余四气皆为间气。

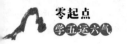

司天之气的左右二间气确定方法：四之气为司天之气的左间气，二之气为司天之气的右间气。

在泉之气的左右二间气确定方法：初之气为在泉之气的左间气，五之气为在泉之气的右间气。

（4）客气六步的推演

客气六步，所主节气之时间与主气相同，以三阴三阳变化规律，按六步气化排序。三之气为司天之气，终之气为在泉之气，间气在其左右。客气每年不同，周而复始，循环往复。

以甲午年为例分析如下：

甲午年，年支为午，地支化气，午之上为少阴。司天之气为少阴君火，位三之气。在泉之气与司天相对，为阳明燥金，位终之气。司天左右二间气：四之气为司天左间气，为太阴湿土；二之气为司天右间气，为厥阴风木。在泉左右二间气：初之气为在泉左间气，为太阳寒水；五之气为在泉右间气，为少阳相火。

（5）简明推演方法

实质上，我们只要确定六气的司天之气，就可以推算出一年六气的运行规律，在泉之气，左右二间气。

1）客气的运行规律是不变的：一厥阴，二少阴，三太阴，一少阳，二阳明，三太阳。

2）确定了每一年支的司天之气后，放在三之气上，按三阴三阳运行规律排序即可。

如甲午年，司天之气是少阴君火，放在三之气位置上，其他则按序排列即可（表5）。

表5　甲午年客气六步

初之气	二之气	三之气	四之气	五之气	终之气
太阳寒水	厥阴风木	少阴君火	太阴湿土	少阳相火	阳明燥金

3. 客主加临

将客气六步分别加在主气六步之上，称"客主加临"，以推测当年各步的气化特点。

《普济方·五运六气图》云："以客加主，而推其变。"

客主加临方法如下：

方法一：将客气司天之气加临主气三之气之上，在泉之气加临主气终之气之上，其余各间气相应加临一、二、四、五之气上。

方法二：将司天之气加临主气三之气之上，其余各气按主、客气运行规律依次加临。

客主加临后，分析主客各气之间的关系。

（1）相得与不相得

相得：客主同气或相生，气令平和，不易发病。

不相得：客主相克，气令反常，容易发病。

《素问·五运行大论》云："气相得则和，不相得则病。"

（2）顺逆

顺：客主相生或客胜主。顺则不易发病。

逆：主胜客。逆则容易发病。

《素问·至真要大论》云："主胜逆，客胜从。"

（3）君火相火相加

顺：君火加临相火（主气）之上，即少阴君火为司天，主气三之气为少阳相火。

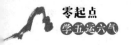

逆：相火加临君火（主气）之上，即二之气客气为少阳相火加临主气少阴君火。

《素问·六微旨大论》云："君位臣，则顺，臣位君，则逆。逆则其病近，其害速；顺则其病远，其害微。所谓二火也。"

君位臣，指少阴君火为客气，少阳相火为主气，少阴君火加临少阳相火之上；臣位君，指少阴君火为主气，少阳相火为客气，少阳相火加临少阴君火之上。

三、运气相合

五运、六气相互结合，以分析每年的气令变化特点，才能全面推求一年气化的正常变化和可能出现的特殊变化。有运气同化、运气异化和平气三种情况。

1. 运气异化

以岁运和司天之气相比较，分析其相互生克盛衰关系。

（1）运盛气衰

运生气或运克气，均为运盛气衰。此时以运为主，气次之。

小逆：运生气。为平气年，气令变化小有异常。如辛亥年，水运，厥阴风木司天，水生木。

不和：运克气。不和之年，气令变化较大。如甲辰年，土运，太阳寒水司天，土克水。

（2）气盛运衰

气生运或气克运，为气盛运衰。

天刑：岁运不及之年，气克运。不和之年，气令变化较剧烈。如己亥年，土运不及，厥阴风木司天，木克土。

顺化：岁运太过之年，气生运。平和之年，气令变化平和。如甲子年，土运太过，少阴君火司天，火生土。

2. 运气同化

五运六气同类化合，共有天符、岁会、同天符、同岁会、太乙天符五种情况。运气同化之间没有克制胜复关系，气令有可能因此而形成单一的气令偏胜，而致"亢则害"的严重后果。

《素问·六微旨大论》云："天符为执法，岁位为行令，太一天符为贵人……中执法者，其病速而危；中行令者，其病徐而持；中贵人者，其病暴而死。"

（1）天符

中运与司天五行属性相同。《素问·天元纪大论》云："应天为天符。""天符"在一甲子中共有 12 年。即己丑、己未、戊寅、戊申、戊子、戊午、乙卯、乙酉、丁巳、丁亥、丙辰、丙戌。

《素问·六微旨大论》云："土运之岁，上见太阴；火运之岁，上见少阳、少阴；金运之岁，上见阳明；木运之岁，上见厥阴；水运之岁，上见太阳。"上指司天。

（2）岁会

中运与岁支五行属性相同。"岁会"在一甲子中共有 8 年。即丁卯、戊

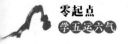

午、甲辰、甲戌、己丑、己未、乙酉、丙子。

《素问·天元纪大论》云："承岁为岁直"。

四直承岁：岁支子、午、卯、酉为四正位，故丙子、戊午、丁卯、乙酉4年称"四直承岁"。

类岁会：寅、巳、申、亥为东、南、西、北的不当位，此4支与岁运相会，称"类岁会"，即壬寅、癸巳、庚申、辛亥。

《素问·六微旨大论》云："木运临卯，火运临午，土运临四季，金运临酉，水运临子……"

（3）同天符

太过之年中运与在泉五行属性相同，称"同天符"。"同天符"在一甲子中共有6年，即甲辰、甲戌、壬寅、壬申、庚子、庚午。

《素问·六元正纪大论》云："太过而同天化者三……甲辰甲戌太宫下加太阴，壬寅壬申太角下加厥阴，庚子庚午太商下加阳明，如是者三……太过而加同天符。"

（4）同岁会

不及之年中运与在泉五行属性相同，称为"同岁会"。"同岁会"在一甲子中共有6年，即癸巳、癸亥、辛丑、辛未、癸卯、癸酉。

《素问·六元正纪大论》云："不及而同地化者亦三……癸巳癸亥少徵，下加少阳；辛丑辛未少羽，下加太阳；癸卯癸酉少徵，下加少阴。如是者三……不及而加同岁会也。"

（5）太乙天符

又称太一天符。既是天符又是岁会的年份。岁运之气、司天之气、岁支三者五行属性相同，又称"三合为治"。"太乙天符"在一甲子中共有 4 年，即戊午、乙酉、己丑、己未。

3. 平气

五运既非太过，又非不及，六气应时而至，气令均和，此为平气之年。

《素问·六元正纪大论》云："运非有余非不足，是谓正岁，其至当其时也。"

年干以其阴阳属性而定，不是太过就是不及，何来平气？张介宾在《类经图翼·五运太少齐兼化逆顺图解》曰："平气，如运太过被抑，运不及而得助也。"

如何知道该年的岁运为平气呢？需要结合该年的岁支属性进行推演。

（1）运不及而得助

阴干之岁，得岁支与之属性相同的司天之气之助可平。如癸巳年，癸为火运不及，得巳火之助，转为平气。

（2）运太过而被抑

阳干之岁受岁支与之属性相克的司天之气的制约可平。如戊辰年，戊为阳火，但辰年太阳寒水司天，水克火，转为平气。

（3）干德符

大寒节为初运之始，若交运时刻之年干、月干、日干、时干相合，也可转为平气，称"干德符"。

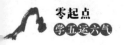

四、五运六气简明推演方法

根据干支纪年，推演六十甲子中每年各个时节的运气变化。年干用以推演岁运，岁支用以推演司天。

1. 明岁运，知太少

甲己岁——土运

乙庚岁——金运

丙辛岁——水运

丁壬岁——木运

戊癸岁——火运

岁运歌诀：

甲己化土乙庚金，丁壬化木水丙辛

戊癸化火明五运，五运阴阳仔细分。

说明：阳干之年为太过，阴干之年为不及。

2. 推小运，用五音

主运每年始于木、角音，终于水、羽音，固定不变，周而复始。

客运以当年之岁运为初运，按照《素问·六元正纪大论》规律推演。

3. 定司天，知在泉

以岁支确定司天：

巳亥年：厥阴司天，少阳在泉。

子午年：少阴司天，阳明在泉。

寅申年：少阳司天，厥阴在泉。

丑未年：太阴司天，太阳在泉。

卯酉年：阳明司天，少阴在泉。

辰戌年：太阳司天，太阴在泉。

> 司天歌诀：
>
> 子午少阴化君火，丑未太阴湿土分，
>
> 寅申少阳化相火，卯酉阳明化燥金，
>
> 辰戌太阳化寒水，巳亥风木为厥阴。

说明：司天主管上半年气化，位客气三之气；在泉主管下半年气化，位客气终之气。

4. 推六气，主客临

主气：六步厥阴风木、少阴君火、少阳相火、太阴湿土、阳明燥金、太阳寒水，按照木、火、土、金、水五行相生之序排列。

客气：把司天之气放在三之气位置，按照一厥阴、二少阴、三太阴、一少阳、二阳明、三太阳之序顺推。

说明：讨论客主加临的关系，分析六步时节气化特征。

5. 辨关系，知运气

分析中运、主运、客运、主气、客气、司天、在泉、间气之间的相互作用关系，结合实际，明辨每年各个时节的运气特点。

必须指出的是，在实际应用过程中，要注意因时、因地、因人制宜，要根据地域特点及实际的气候、气象与发病的关系灵活运用，以客观实际为主，随机达变，不可教条。

第四讲

五运六气与中华文明

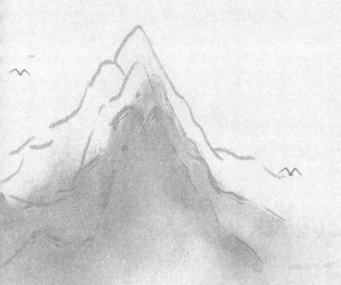

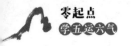

一、五运六气的古代哲学观

（一）天人相应

天人相应是古人认识世界的方法论，是中医学理论的核心内容，是中医理论之灵魂，人法天地而生，人是天地整体的一个有机成分，五运六气理论是天人相应思想的具体表达。

1. 天体运行影响自然界万物，人是自然的一部分

我国自有文字记载，就有对天象的观测记录。万物资始，天地化人，人的生存依赖天地以供养。自然之道在于天、地、人的和谐，人和万物的生长壮老已在于天地之气的运动变化。

《尚书·尧典》云："乃命羲和，钦若昊天，历象日月星辰，敬授人时。"

《素问·宝命全形论》云："人以天地之气生，四时之法成……天地合气，命之曰人。"

《素问·六节藏象论》云："天食人以五气，地食人以五味。"

《素问·气交变大论》云："夫道者，上知天文，下知地理，中知人事，可以长久。此之谓也。帝曰：何谓也？岐伯曰：本气位也。位天者，天文也；位地者，地理也；通于人气之变化者，人事也。故太过者先天，不及者后天，所谓治化而人应之也。"

2. 自然因素影响人体健康与发病

（1）人体的生理、病理与天地相应

日月、星辰（五大行星、北斗）、潮汐、不同年份、四季、五季、二十四节气、日夜等对人体的生理和病理都有内在的联系和影响。

《灵枢·经别》云："余闻人之合于天道也，内有五脏，以应五音、五色、五时、五味、五位也；外有六腑，以应六律，六律建阴阳诸经而合之十二月、十二辰、十二节、十二经水、十二时、十二经脉者，此五脏六腑之所以应天道。"

（2）日月

日月的运动变化对人体的生理病理有明显的影响，人体之气与天地相通，顺应四时变化，人身之阳气靠阳光以温煦，人体气血随月亮的运动而表现盈虚变化，如果日月的运动变化出现异常，则邪气侵害人体，治疗上要充分考虑日月运动对人体的影响。

《素问·生气通天论》云："天地之间，六合之内，其气九州、九窍、五脏、十二节，皆通乎天气。"又云："阳气者若天与日，失其所，则折寿而不彰，故天运当以日光明。是故阳因而上，卫外者也。"

《灵枢·岁露论》云："人与天地相参也，与日月相应也。故月满则海水西盛，人血气积，肌肉充，皮肤致，毛发坚，腠理郄，烟垢著。当是之时，虽遇贼风，其入浅不深。至其月郭空，则海水东盛，人气血虚，其卫气去，形独居，肌肉减，皮肤纵，腠理开，毛发残，膲理薄，烟垢落。当是之时，遇贼风则其入深，其病人也卒暴。"

《素问·八正神明论》云："凡刺之法，必候日月星辰，四时八正之气，气定乃刺之。是故天温日明，则人血淖液而卫气浮，故血易泻，气易行；天寒日阴，则人血凝泣，而卫气沉。月始生，则血气始精，卫气始行；月郭满，则血气实，肌肉坚；月郭空，则肌肉减，经络虚，卫气去，形独居。是以因天时而调血气也。是以天寒无刺，天温无凝。月生无泻，月满无补，月郭空无治，是谓得时而调之。因天之序，盛虚之时，移光定位，正立而待之。故日月生而泻，是谓脏虚；月满而补，血气扬溢，络有留血，命曰重实；月郭空而治，是谓乱经。"

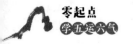

（3）星辰八正

五大行星、二十八宿的运行，对人体经脉、气血阴阳也产生影响。人身气血运行上应二十八宿，天地五行之气影响人体五脏。

《素问·八正神明论》云："星辰者，所以制日月之行也。八正者，所以候八风之虚邪以时至者也……以日之寒温，月之虚盛，四时气之浮沉，参伍相合而调之，工常先见之，然而不形于外，故曰观于冥冥焉。"

《素问·气交变大论》云："夫子之言岁候，其不及太过，而上应五星……承天而行之，故无妄动，无不应也。卒然而动者，气之交变也，其不应焉。"又云："岁木太过，风气流行，脾土受邪……上应岁星……化气不政……上应太白星……岁火太过，炎暑流行，肺金受邪……上应荧惑星。岁土太过，雨湿流行，肾水受邪，上应岁星。岁金太过，燥气流行，肝木受邪……上应太白星。岁水太过，寒气流行，邪害心火……上应荧惑、辰星……岁木不及，燥乃大行……上应太白星……岁火不及，寒乃大行……上应辰星。岁土不及，风乃大行……上应岁星。岁金不及，炎火乃行……上应荧惑星……岁水不及，湿乃大行……上应镇星。"

（4）岁运

岁运的变化对人体疾病也有明显的影响。不同的年份，有太过不及之殊；同一年之中，主运、客运会相互作用，对气候和人体产生影响；主气、客气会化生不同的气象变化，影响人体健康与发病。所以治病必须要了解每一年的岁运、客运和客气，以及司天、在泉，以及他们之间的相互作用对人体所产生的影响。

《素问·六节藏象论》云："五日谓之候，三候谓之气，六气谓之时，四时谓之岁，而各从其主治焉。五运相袭，而皆治之，终期之日，周而复始，时立气布，如环无端，候亦同法。故曰：不知年之所加，气之盛衰，虚实之所起，不可以为工矣。"

（5）四季

生命要顺应天地阴阳，法则天地，四季变化，阴阳交替，春生、夏长、秋收、冬藏，人体的气血与之相顺应，四时气候变化对应人体相应脏腑，人体的脉象也随四时而变化。

《灵枢·逆顺云》："气之逆顺者，所以应天地、阴阳、四时、五行也。"
《灵枢·顺气一日分为四时》云："春生、夏长、秋收、冬藏，气之常也，人亦应之。"

疾病的发生与自然界四时的异常气候有关联，如春天生东风，如果太过异常，影响人体肝脏；夏天生南风，异常则影响人体心脏；秋天生西风，异常则影响人体肺脏；冬天生北风，异常则影响人体肾脏。

《素问·金匮真言论》云："东风生于春，病在肝，俞在颈项；南风生于夏，病在心，俞在胸胁；西风生于秋，病在肺，俞在肩背；北风生于冬，病在肾，俞在腰股；中央为土，病在脾，俞在脊。故春气者病在头，夏气者病在脏，秋气者病在肩背，冬气者病在四肢。"

人要顺应四时养生，和于阴阳，以防病治病。春夏要顺应阳气的生长养人体的阳气，秋冬要适应阳气的收藏养人体的阴精。春天到来，万物以荣，要早睡早起，散步旅游，顺应春气之生发；夏天万物生长，要保持情绪稳定，享受阳光，适当运动，顺应阳气的发散；秋天凉燥，要早睡早起，保持平和的心态，收敛神气，勿使外泄，多食水果，清肺气，以应秋气；冬天要养精气，早睡晚起，减少运动，以应冬气闭藏。

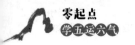

　　《素问·四气调神大论》云："春三月，此谓发陈，天地俱生，万物以荣，夜卧早起，广步于庭，被发缓形，以使志生，生而勿杀，予而勿夺，赏而勿罚，此春气之应，养生之道也。逆之则伤肝，夏为寒变，奉长者少。夏三月，此谓蕃秀，天地气交，万物华实，夜卧早起，无厌于日，使志无怒，使华英成秀，使气得泄，若所爱在外，此夏气之应，养长之道也。逆之则伤心，秋为痎疟，奉收者少，冬至重病。秋三月，此谓容平，天气以急，地气以明，早卧早起，与鸡俱兴，使志安宁，以缓秋刑，收敛神气，使秋气平，无外其志，使肺气清，此秋气之应，养收之道也。逆之则伤肺，冬为飧泄，奉藏者少。冬三月，此谓闭藏，水冰地坼，无扰乎阳，早卧晚起，必待日光，使志若伏若匿，若有私意，若已有得，去寒就温，无泄皮肤，使气亟夺，此冬气之应，养藏之道也。逆之则伤肾，春为痿厥，奉生者少……天地四时不相保，与道相失，则未央绝灭。唯圣人从之，故身无奇病，万物不失，生气不竭。逆春气，则少阳不生，肝气内变。逆夏气，则太阳不长，心气内洞。逆秋气，则太阴不收，肺气焦满。逆冬气，则少阴不藏，肾气独沉。夫四时阴阳者，万物之根本也。所以圣人春夏养阳，秋冬养阴，以从其根，故与万物沉浮于生长之门。逆其根，则伐其本，坏其真矣。故阴阳四时者，万物之终始也，死生之本也，逆之则灾害生，从之则苛疾不起，是谓得道。"又云："从阴阳则生，逆之则死，从之则治，逆之则乱。反顺为逆，是谓内格。"

（6）十二月

　　十二月之中，人气顺应每月的气候变化而自我调节，适应自然规律。如正月二月，人气在肝；三月四月，人气在脾；五月六月，人气在头；七月八月，人气在肺；九月十月，人气在心；十一月十二月，人气在肾。这是人气与天地相应，每月的运行规律。所以我们在临床实践中，要认识每月的发病特点，以指导治疗。

《素问·诊要经终论》云："正月二月，天气始方，地气始发，人气在肝。三月四月，天气正方，地气定发，人气在脾。五月六月，天气盛，地气高，人气在头。七月八月，阴气始杀，人气在肺。九月十月，阴气始冰，地气始闭，人气在心。十一月十二月，冰复，地气合，人气在肾。"

《素问·脉解》云："正月阳气出在上而阴气盛，阳未得自次也，故肿腰脽痛也。病偏虚为跛者，正月阳气冻解地气而出也，所谓偏虚者，冬寒颇有不足者，故偏虚为跛也……九月阳气尽而阴气盛，故心胁痛也……五月盛阳之阴也，阳盛而阴气加之，故洒洒振寒也。所谓胫肿而股不收者，是五月盛阳之阴也，阳者衰于五月，而一阴气上，与阳始争，故胫肿而股不收也……十一月万物气皆藏于中，故曰病胀；所谓上走心为噫者，阴盛而上走于阳明，阳明络属心，故曰上走心为噫也。所谓食则呕者，物盛满而上溢，故呕也。所谓得后与气则快然如衰者，十二月阴气下衰，而阳气且出，故曰得后与气则快然如衰也……十月万物阳气皆伤，故腰痛也……三月阳中之阴，邪在中，故曰癫疝、少腹肿也。"

（7）昼夜

我们知道，日夜的变化在于地球随太阳运动的自转，形成了昼夜，以分为阴阳。面向太阳则为白天，阳气生发；背向太阳，则为夜晚，阳气潜藏（图5）。

人体的阳气呈现昼夜规律，因此我们在养生、防病、治病过程中，要顺应阳气的特点，适阴阳而安居处。

人体发生的疾病，有旦慧、昼安、夕加、夜甚的特点，提示我们要预判疾病的发生发展变化规律，提前采取措施，以治未病。

《素问·生气通天论》云："故阳气者，一日而主外，平旦人气生，日中而阳气隆，日西而阳气已虚，气门乃闭。是故暮而收拒，无扰筋骨，无见雾露，反此三时，形乃困薄。"

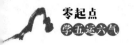

《灵枢·顺气一日分为四时》云："夫百病者，多以旦慧、昼安、夕加、夜甚……春生、夏长、秋收、冬藏，是气之常也，人亦应之。以一日分为四时，朝则为春，日中为夏，日入为秋，夜半为冬。朝则人气始生，病气衰，故旦慧；日中人气长，长则胜邪，故安；夕则人气始衰，邪气始生，故加；夜半人气入脏，邪气独居于身，故甚也。"

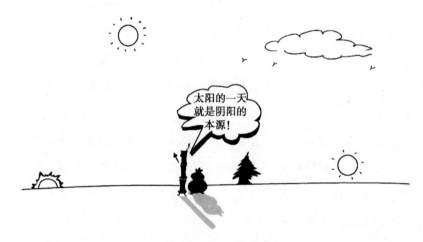

图5　阴阳系日月

综上所述，可以认识到天人相应是中医理论的思想渊源，五运六气理论是天人相应思想观的具体表达。五运六气理论运用了古代的天文、地理、历法、物候、气象等研究成果，研究人体发病及预防治疗，承载着中华民族文化传承。现代认识到地球具有公转、自转规律，公转产生五季、五运，自转产生昼夜、阴阳。古人不知道公转、自转的道理，以二十八宿为参照物，以日月、五星、北斗的运行记录自然现象、物候规律、人体发病规律，并互为联系，是以自我为中心，对客观现象的真实记录，说明了五运六气理论的科学性。

（二）五运六气的唯物观

从历史唯物主义来认识，五运六气是朴素的客观唯物科学。由于时代的限制，以当时的认识水平和分析事物的方法，古人以所能观察到的天地自然现象和人体生命的外在表象，探讨天地变化与人体生命运动规律的关系，以及疾病的发生与预防等问题。

1. 气

元气是宇宙本原之气，天地间充满元气，人得元气而始有生命。气是天地生命存在的本原，人之气源于天地，人体中的气是保持生命的物质基础之一。

《庄子·知北游》云："人之生，气之聚也，聚则为生，散则死。"
《素问·宝命全形论》云："人生于地，悬命于天，天地合气，命之曰人。"又云："人以天地之气生，四时之法成。"

中医学认为，人体之气是由五谷精微生发，具有温煦皮肤、充实形体、润泽皮毛作用的一种物质，由上焦开启发布。气赋予功能的概念，如气机、气化，认为气具有物质与能量二重性，气的转化等同于机体的新陈代谢过程。赋予病理概念，如气滞、气陷、气逆、气乱等。气存在于机体不同的部位，又把气分为营卫之气、脏腑之气、经络之气以及三阴三阳之气。根据气的不同性质，把气分为宗气、元气、真气、阴气、阳气等。各种亢而为害的致病因素，称为邪气。同时，人体之气又与天地之气相联系，人体通过呼吸与自然界交换气体；天地自然之气通过五运六气的运动对人体产生影响。因此，不能把哲学的气与中医学物质的气混为一谈。

2. 生命结构的整体观

中医学认为，人体是一个有机的整体，五脏六腑、经络、四肢百骸相联属，人与天地相应。人体以五脏为核心，以五行学说为说理方法，各个脏腑组织在生理、病理互相联系、互相影响。

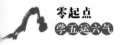

《素问·生气通天论》云："天地之间，六合之内，其气九州、九窍、五脏、十二节，皆通乎天气，其生五，其气三。"

《素问·天元纪大论》云："人有五脏化五气，以生喜怒思忧恐。"

3. 形、气、精神为一体的物质观

中医学认为，气是生命的本原，形神统一，精、气、血、阴阳是生命活动的物质基础。《黄帝内经》认为，心藏神、肺藏魄、肝藏魂、脾藏意、肾藏志。

《灵枢·天年》又云："血气已和，荣卫已通，五脏已成，魂魄毕具，乃成为人。"

《素问·刺法论》云："精气不散，神守不分。"

《素问·上古天真论》云："故能形与神俱，而尽终其天年。"

4. 物质的运动观

中医学认为，气是维持生命活动的物质基础，气在人体内的升降出入开阖运动为气机，气的运动变化及其伴随发生的能量转化过程称之为气化。气机、气化运动是生命的基本特征，没有气机、气化就没有生命。

《素问·六微旨大论》云："出入废则神机化灭，升降息则气立孤危。故非出入，则无以生长壮老已；非升降，则无以生长化收藏。故器者生化之宇，器散则分之，生化息矣。"

（1）气机

气机，指人体气的运行机制。人体之气亦分阴阳，阴阳再分三阴三阳。在脏腑为脏腑之气，在经络为经气。人体气机主要表现形式为升降出入、开阖枢。

人体后天之气的生成运行依靠自然界大气的交换和饮食精微的化生。饮食物化为精气之后，散精于肝以养筋。食气经胃的消化之后，浊气归于心以养脉。脉气循经运行归于肺，肺经呼吸后吐故纳新，输送全身，濡养皮毛。肺气与脉气相合，行气于五脏六腑。水液经胃的消化吸收后，精气上输于脾，归于肺，通调水道，浊气流于膀胱，水气与全身脏腑经脉相合，成为生命活动的基础。生命充分体现了气的升降出入运动，如气的升降出入运动失常，则化生疾病。

开阖枢的本质是人体三阴三阳六气在六经运行过程中，六经的表现状态，是六经的开阖枢。我们知道，人体之气分阴阳，阴阳之气各分三阴三阳，三阴三阳之气分属六经之中。太阳经中之气为太阳，阳明经中之气为阳明，少阳经中之气为少阳；太阴经中之气为太阴，厥阴经中之气为厥阴；少阴经中之气为少阴。阴阳处于阴平阳秘的动态平衡之中，三阴三阳之气，则同时也处于动态平衡之中。阴阳相伴而行，外为阳，三阳之离合以太阳为开，阳明为阖，少阳为枢；内为阴，三阴之离合以太阴为开，厥阴为阖，少阴为枢。太阳开时，厥阴为阖；阳明阖时，太阴为开；少阳、少阴则起到枢机作用，实现阴平阳秘的动态运动。阴阳之气在人体循环运动，维持机体的生命活动。

（2）气化

气化是指气的变化，气化理论在中医学有多种意义。以自然之气的变化研究气化是运气理论的核心内容；以机体内气的运动研究气化则属于气机的范畴，如气的升降出入运动产生的变化等；探讨脏腑的功能气化则是藏象学的内容，如脾主运化、膀胱气化、三焦气化功能等；以形气转化研究气化则属于中医学形态发生及代谢学的范畴，如化生精、气生形、水谷精微转化、代谢物的转化等。五运六气的运动变化对人体产生的影响是气化学说的重要内涵。

五运六气是中医理论的基础和渊源，气化学说则是中医五运六气理论的

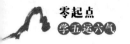

核心。天地人万物的生化源于阴阳气的活动，阴阳之气以多少表现为三阴三阳。气化就是气的运动变化，包括正常的变化与异常的变化，具有天化、地化、人化三个内涵，以及三者之间的交互作用。在五运六气理论中，正常的变化称之为化，异常的变化称之为变。在人体，化是人体正常的生命活动基础，变则产生疾病。

《素问·天元纪大论》云："阴阳之气各有多少，故曰三阴三阳也。"

《素问·天元纪大论》云："物生谓之化，物极谓之变。"

《素问·六微旨大论》："夫物之生从于化，物之极由乎变，变化之相薄，成败之所由也。"

《素问·天元纪大论》云："夫五运阴阳者，天地之道也，万物之纲纪，变化之父母，生杀之本始……夫变化之为用也，在天为玄，在人为道，在地为化，化生五味，道生智，玄生神。"

《素问·至真要大论》云："夫阴阳之气，清净则生化治，动则苛疾起，此之谓也。"

5. 认识疾病的唯物辩证观

疾病的外因是天地运动所形成的。中医学的病因有传统的三因学说，包括内因、外因和不内外因。外因为风寒暑湿燥火六淫，内因为人体精气血阴阳的不正常变化，不内外因为虫兽、饮食劳倦、外力等的作用，充分体现唯物思想。在病机方面，《黄帝内经》提出了病机十九条，充分体现了唯物思想。在治疗方面，中医学不但提出了因地、因人、因时的三因制宜，而且提出了标本缓急、正治反治、异法方宜、病治异同、治未病等，符合现代辩证唯物主义的唯物辩证法思想。

《素问·阴阳应象大论》云："天有四时五行，以生长收藏，以生寒暑燥湿风。"

《素问·天元纪大论》云："天有五行御五位，以生寒暑燥湿风。"

（三）五运六气与象数

象数是中国传统文化的重要组成部分，严格来说，属于古代的哲学方法，与中医学有者深厚的渊源。

1. 河图、洛书与易经

河图、洛书被称为中华文化之源头，古人以河图、洛书标记对天道、自然的认知。

《易·系辞》说："河出图，洛出书，圣人则之。"

《汉书·五行志》云："刘歆以为，伏羲氏继天而王，受河图，则而画之，八卦是也；禹治洪水，赐洛书，法而陈之，洪范是也。"

邵康节说："圆者，星也，历纪之数，其肇于此乎？方者，土也。画州井地之法，其仿于此乎。盖圆者河图之数，方者，洛书之文。故羲、文因之而造《易》，禹、箕叙之而作《范》也。"

（1）河图

最早记载河图的文献《尚书·顾命》云："大玉，夷玉，天球，河图在东序。"

有人认为，河图是木、火、土、金、水五星出没的实录。据推测，远古之时，按照十月太阳历，水星一月、六月黄昏时见于北方，木星三月、八月黄昏时见于东方，火星二月、七月黄昏时见于南方，土星五月、十月黄昏时见于中天，金星四月、九月黄昏时见于西方。

此说目前的文献证据：《礼记·月令》云："季夏之月昏火中。"《诗经》云："七月流火。"《汉书·律历志》载"火出，于夏为三月，商为四月，周

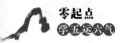

为五月。"大多数人认为，"七月流火"的火为大火，即二十八宿的心宿，笔者认为更可能是指火星的运行。

对五星的出没记录，远古没有文字记录，应该在认识二十八宿之前，即距今约 6000 年之前。

《淮南子·天文训》云："辰星正四时，常以二月春分效奎、娄，以五月夏至效东井、舆鬼，以八月秋分效角、亢，以十一月冬至效斗、牵牛。"从古人对辰星的观测，转换为十月太阳历，正合辰星一月、六月出入于南北方位。而把辰星举隅北方，以出入用虚实画圈，符合远古的记录方法。

这种推测还可以用现代对五星的观测进行推断，2018 年在山东省烟台市所见五星出没位置见表 6。

表 6　五大行星晨昏所见方位

（2018 年烟台）

	水星	火星	土星	木星	金星
1 月	晨,东南	晨,东南			
2 月	晨转昏	晨,东南		晨,东南	晨转昏
3 月	昏,西	晨,南		晨,南	昏,西
4 月			晨,南	晨,西南	昏,西
5 月			晨,南		
6 月	晨转昏	晨,西南	晨,西南		
7 月	昏,西	晨,西南		昏,南	昏,西
8 月	昏转晨	昏,东南		昏,南	昏,西
9 月			昏,南	昏,西南	昏,西
10 月			昏,西南		
11 月			昏,西南		
12 月					

这是现代观测的五星星象，观测地点偏于北方的山东省烟台市。由于北极点围绕黄极出现岁差的原因，公元前 10000 年左右，北极点在目前位置偏东，公元前 4000 年，北极点在目前位置偏东南，所以说远古以五星位置画河图是很有可能的。以五星出没画符，记录天象，在没有文字，崇拜昊天的远古是可信的。

在远古时代，人们已经认识了日、月、五星、二十八宿、五气经天等天象规律，由此产生五行类比世间万事万物，形成以天象类万物的思维过程。

《易·系辞》云："仰则观象于天，俯则观法于地，观鸟兽之文，与地之宜，近取诸身，远取诸物。"

（2）洛书

指代方位，有人认为是远古游牧时期的罗盘，定方位与日月星辰有关。这种认识有一定的道理。笔者认为，洛书很可能就是九宫方位图。古人通过太一游宫，对应自然界气候变化，形成九宫图，九宫即招摇、叶蛰、天留、仓门、阴洛、天宫、玄委、仓果、新洛。根据远古人们对方位和自然气候的认识，以阴阳画符为卦，形成后天八卦。1977 年安徽省阜阳县双古堆汝阴侯墓中出土的西汉时期文物"太乙九宫占盘"，其正面刻划九宫名词和各宫节气日数与《灵枢·九宫八风》篇首图完全一致，小圆盘刻划为洛书，可见九宫图与洛书的渊源关系。

（3）易

中国的古代文化，肇始于易。易既是古代的哲学方法，又是古代文明、传统文化在各个领域的具体应用。易有三，连山、归藏、周易。连山、归藏已失传，留给我们的《周易》揭示了古代文明的肇源。

《周礼》云："筮人掌三易，以辨九筮之名：一曰《连山》，二曰《归藏》，三曰《周易》"。

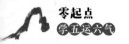
《帝王世纪》云："庖犧作八卦，神农重之为六十四卦，黄帝、尧、舜引而申之，分为二易。至夏人因炎帝曰《连山》，殷人因黄帝曰《归藏》，文王广六十四卦，著九六之爻，谓之《周易》。"

夏易曰连山，以艮卦为首；归藏以坤卦为首；周易以乾为首。20世纪70年代，长沙马王堆汉墓中发现了帛书本《易经》，其排列顺序完全不同。帛书本《易经》是三易中的一种还是《周易》的变体，目前尚没有研究结论。《周易》包括《经》和《传》两部分，《经》主要是六十四卦及三百八十四爻，各有卦辞和爻辞，可能写定于周初至春秋。《传》是解释《经》的，相传为孔子所作，今人研究，大抵系战国及秦汉之际的作品。《易》有四要素：数、卦、爻、辞。

《黄帝内经》反映了易学思想。《黄帝内经》之道谓天地阴阳之道，与《易》之道同源；《黄帝内经》之变与化，也正体现了《易》之变通思想。

《易·系辞》云："一阴一阳之谓道。"

《素问·阴阳应象大论》云："阴阳者，天地之道也。"

《易·系辞》云："穷则变，变则通。"

《素问·阴阳应象大论》云："阴胜则阳病，阳胜则阴病。阳胜则热，阴胜则寒。重寒则热，重热则寒。"

《易·系辞》云："有天道焉，有人道焉，兼三才而两之，故六。六者非它也，三才之道也。"又云："仰则观象于天，俯则观法于地，观鸟兽之文，与地之宜，近取诸身，远取诸物，于是始作八卦，以道神明之德，以类万物之情。"

《素问·气交变大论》云："夫道者，上知天文，下知地理，中知人事，可以长久。此之谓也。"

易之思想与七篇大论的写作思想相关联，但是《黄帝内经》七篇大论不是源于易经。七篇大论论述的是天、地、人之三阴三阳之气的变与化，自然、物候、气象包罗其中，与易之理相承，而非以易说理，易与七篇大论同源于中华传统文化思想。易是文化思想升华之哲学，可以指导说明世界一切现象，而七篇大论则重点以人为本，研究天、地、人三者的联系，旁及自然、物候、气象等学科。但是，易学方法在七篇大论中是有具体体现的，如九宫之说、数的概念都是借用了易之法，而用以说明九州地理、天气变化规律。

（4）八卦

八卦有先天八卦和后天八卦，先天八卦是对天的客观认知，后天八卦是对地的万物感知，禀卦以类万物；先天八卦源于河图，后天八卦源于洛书。

《汉书·五行志》载："伏羲氏继天而王，受河图而画之，八卦是也，禹治洪水，赐洛书而陈之，洪范是也。"

东汉魏伯阳著《周易参同契》对卦象多有论述，且有"上察河图文，下序地形流"，"若夫至圣，不过伏羲，数画八卦，效天地图"之论，但书中没有河图、洛书等；认为卦象是日月五星、二十八宿的表现。《周易参同契》各家注本较多，内容也不尽相同。

对于《周易参同契》中象的认识，长生阴真人注曰："象，谓日月、五星、二十八宿。"对于水火坎离的认识，长生阴真人注曰："天文谓火，地形谓水。"林屋山人全阳子俞琰述曰："坎，月也。离，日也。"又曰："坎外阴而内阳，月之象也。离外阳而内阴，日之象也。"

相传河图、洛书及先后天图早已佚失，经道家藏匿得以保存，由陈抟推出。其后朱熹、邵雍等人尽之以发挥。

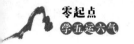

陈抟曰："八卦之书，始于伏羲，有画无文，先天之《易》也。六十四卦，重于文王，卦下有辞，后天之《易》也。"

2. 象与数

（1）《易》源于象数

《易》源于象数。杨力指出："一部《周易》全在一部象数，象数是易理的瑰宝，没有象数便没易理。"易理根源于河图、洛书，根源于八卦象数。

《国语·周语下》："天六地五，数之常也。经之以天，纬之以地。经纬不爽，文之象也。"

兴南子曰："宇宙虽大，不离其数，万物虽多，不离其象。明象数者，知宇宙万化，通天下万变。"

（2）象

象，是事物的形象、征象。《易经》指出：太极生两仪，两仪生四象。

《易·系辞》云："是故《易》者，象也；象也者，像也。"

《易·系辞》指出："圣人有以见天下之赜，而拟诸其形容，象其物宜，是故谓之象。"

《易·系辞》云："易有太极，是生两仪，两仪生四象，四象生八卦。"

《易·系辞》云："法象莫大乎天地；变通莫大乎四时；悬象著明莫大乎日月。"

《易·系辞》云："圣人立象以尽意。"

《孟子·告子下》云："有诸内，必形诸外。"

董仲舒在《春秋繁露·天道施》中曰："万物载名而生，圣人因其象而命之。"

王充《论衡·乱龙篇》云："虽知非真，示当感动，立意于象。"

（3）数

河图、洛书可以用数来表达。

表7 河图数字图

	二、七	
三、八	五、十	四、九
	一、六	

表8 洛书九宫数字图

四	九	二
三	五	七
八	一	六

从表7、表8可以看出：河图数字图是指东、西、南、北、中五个方位，洛书数字则进一步指出了九方位置。

古人占筮都是用数字来表示。1950年，河南安阳发现了一些商代卜骨，1956年陕西西安又发现了一些西周卜骨，卜骨上有一些"奇字"，1957年，唐兰先生第一次指出，这些"奇字"是由一、五、六、七、八等数字组成。1978年，张政烺先生指出这些"奇字"就是卦画。研究表明，商代数字卦，有一、五、六、七、八、九，天星观楚墓发现的简牍上的数字卦，用数也有一、六、七、八、九，20世纪80年代发现的西周铜戈上，也有一、六。

（4）象与数的关系

象与数的关系是先有象而后才有数，因象而名数。学者唐君毅说："中国先哲以数由理象而成，不离理象而独立，故数之结合即象之结合，与理之感通互摄。"

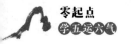

丹道经典《灵宝毕法·内观交换第九》云："以象生形，因形立名，有名则推其数，有数则得其理。"

3. 《黄帝内经》中的象

《素问·示从容论》曰："援物比类，化之冥冥……不引比类，是知不明。"《素问·阴阳应象大论》中说："以我知彼，以表知里，以观过与不及之理，见微得过，用之不殆。"

（1）象天地日月

中医学认为，人与天地相应，脏腑经络组织的生理病理与天地运行有着内在的联系。

《灵枢·岁露论》云："人与天地相参，与日月相应。"

《素问·离合真邪论》说："夫圣人之起度数，必应于天地，故天有宿度，地有经水，人有经脉。天地温和，则经水安静；天寒地冻，则经水凝泣；天暑地热，则经水沸溢；卒风暴起，则经水波涌而陇起。"

《灵枢·外揣》云："日与月焉，水与镜焉。夫日月之明，不失其影，水镜之察，不失其形，鼓响之应，不后其声，动摇则应和，尽得其精……昭昭之明不可蔽，其不可蔽，不失阴阳也。合而察之，切而验之，见而得之，若清水明镜之不失其形也。五音不彰，五色不明，五脏波荡，若是则内外相袭，若鼓之应桴，响之应声，影之应形。故远者司外揣内，近者司内揣外也，是谓阴阳之极，天地之盖。"

《素问·金匮真言论》说："故人亦应之，夫言人之阴阳，则外为阳，内为阴。言人身之阴阳，则背为阳，腹为阴……此皆阴阳表里内外雌雄相俞应也，故以应天之阴阳也。"

（2）阴阳应象

中医学认为，天地万物、自然现象都可以以阴阳之象表现出来（图6）。

《素问·五运行大论》曰："夫阴阳者，数之可十，推之可百，数之可千，推之可万，天地阴阳者，不以数推，以象之谓也。"

《素问·生气通天论》："阳气者，若天与日，失其所则折寿而不彰，故天运当以日光明，是故阳因而上，卫外者也。"

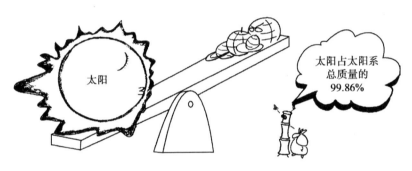

太阳

太阳占太阳系总质量的99.86%

图6　万物生长靠太阳

（3）五行象

用五行与自然现象、人体五脏六腑及功能表现相联属，以五行象以类物。以东方为例：东方生天风，天风生地木，地木生酸味，酸味养肝气。筋为肝所主，酸味物质养筋，肝藏血以供养心。天道玄奥，人在自然，大地生化。五味由天地化生，探索自然，增长智慧，玄奥的宇宙产生神明，生化产生气机。天运行化生风，大地草木萌生，人体筋脉舒弛，气和性柔，肝气萌动。春天温煦，天地温和，万物萌动，大地青青，生长茂盛，毛虫繁殖旺盛，阳气敷散，时气宣发。若有变化，和风变为狂风，可以摧毁万物。春天宜酸味以养，人的情志易怒。过怒可以伤害人的肝脏，悲伤可以克制；肝为风伤，燥金可以克制；过酸可以伤筋，用辛味可以制酸。

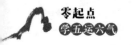

《素问·五运行大论》云："东方生风，风生木，木生酸，酸生肝，肝生筋，筋生心。其在天为玄，在人为道，在地为化。化生五味，道生智，玄生神，化生气。神在天为风，在地为木，在体为筋，在气为柔，在脏为肝。其性为暄，其德为和，其用为动，其色为苍，其化为荣，其虫毛，其政为散，其令宣发，其变摧拉，其眚为陨，其味为酸，其志为怒。怒伤肝，悲胜怒；风伤肝，燥胜风；酸伤筋，辛胜酸。"

（4）藏象

"藏象"一词，见于《素问·六节藏象论》《素问·灵兰秘典论》《素问·五脏别论》《素问·脏气法时论》等二十多个篇章。综合《黄帝内经》藏象理论，可有形态象、性质象、职能象、时空象四类。"有诸内必形诸外"，五脏内在的生理功能和病理变化可以通过外象而把握其内在功能。

张介宾在《类经》中说："象，形象也。脏居于内，形见于外，故曰藏象。"

《素问·刺禁论》指出："肝生于左，肺藏于右，心部于表，肾治于里，脾为之使，胃为之市。"王冰说："肝象木，王于春，春阳发生，故生于左也；肺象金，王于秋，秋阴收杀，故藏于右也。"

《素问·灵兰秘典论》云："心者，君主之官也，神明出焉。肺者，相傅之官，治节出焉。肝者，将军之官，谋虑出焉。胆者，中正之官，决断出焉……凡此十二官者，不得相失也，故主明则下安，以此养生则寿，殁世不殆，以为天下则大昌；主不明则十二官危，使道闭塞而不通，形乃大伤，以此养生则殃，以为天下者，其宗大危。戒之戒之！"又云："心者，生之本，神之变也，其华在面，其充在血脉，为阳中之太阳，通于夏气。"

（5）经络象

对经络的认识，《黄帝内经》提出了十二经络理论，系统阐述了经络的循行、作用及发病表现。《黄帝内经》同时提出了井、荥、输、经、合理论，是对经络象的形象比喻。井，为水出之源，少商穴是肺经之气始发部位，故命此穴为井穴。荥，水流细小貌，鱼际穴是肺经之气流注微弱部位，故命此为荥穴。输穴处经气渐盛，若水流灌注盈满而转输到他处。经穴处为经气隆盛，好似水流滚滚，激波逐浪。合穴处为经气汇合部位，如同百川汇集，归流大海。故知井、荥、输、经、合五输穴命名之意，是取水流从源到流，由小到大的自然现象来比喻人体内营卫气血流注这五个不同部位的盛衰情况，借以说明营卫气血运行和分布的规律。

《灵枢·九针十二原》云："所出为井，所溜为荥，所注为输，所行为经，所入为合。"

（6）色象

色象指体表皮肤、黏膜组织及外在器官表露的颜色，其色泽的变化可以反映脏腑、经络组织器官的生理和病理变化。《素问·五脏生成》有"青如翠羽，赤如鸡冠，黄如蟹腹，白如豕膏，黑如乌羽"之色的描述，此五者色象均润泽光亮，是正气充盛之象，属有生气之色。色散，即色疏而浅，为邪浅病轻之象，主病将解；色抟，即色聚而深，为邪深病重之象，主病久渐聚。先散后抟，主病加深；先抟后散，主病将解。

《灵枢·五色》云："色明不粗；沉夭为甚，不明不泽，其病不甚。"又云："五色，察其泽夭，以观成败；察其散抟，以知远近。"

（7）脉象

脉象是通过诊察脉的变化以观察机体脏腑组织气血的运行变化，以诊察五脏六腑的生理病理变化。中医学认为，脉为血气之先见，其变化与天地阴阳、气血运行密切相关。

《素问·脉要精微论》云："夫切脉动静而视精明，察五色，观五脏有余不足，六腑强弱，形之盛衰，以此参伍，决死生之分……脉者，血之府也。"

《素问·平人气象论》："脉得四时之顺，曰病无他；脉反四时及不间脏，曰难已。"

《素问·五脏生成》云："夫脉之小、大、滑、涩、浮、沉，可以指别；五脏之象，可以类推；五脏相音，可以意识；五色微诊，可以目察。能合脉色，可以万全。"

（8）疾病象

象类病症：疾病的外在表现，为病象、症象或证象。

《灵枢·五阅五使》言："故肺病者，喘息鼻胀；肝病者，眦青；脾病者，唇黄；心病者，舌卷短，颧赤；肾病者，颧与颜黑。"

《灵枢·本脏》载："五脏者，故有小大高下坚脆端正偏倾者；六腑亦有小大长短厚薄结直缓急……心小则安，邪弗能伤，易伤以忧；心大则忧不能伤，易伤于邪。"

此类描述均非解剖所见，而源自医者诊察人体机能活动之象所得。

（9）运气象

五运六气也是以象为表现的。风、寒、暑、湿、燥、火在《黄帝内经》运气理论中也称"六气"，六气和五运在天地中的表现及其对人体的影响可称为"运气象"，自然界气候、物候的变化都是五运六气象的反应，在人体也有明显的象反应。如表现厥阴风木的六气特征时，人体可有情绪波动、烦躁易怒；表现阳明燥金时，人可有口干、口渴的表现。

《素问·五运行大论》云："夫阴阳者，数之可十，推之可百，数之可千，推之可万，天地阴阳者，不以数推，以象之谓也。"

《素问·五运行大论》云："夫变化之用，天垂象，地成形，七曜纬虚，五行丽地。地者，所以载生成之形类也。虚者，所以列应天之精气也。形精之动，犹根本之与枝叶也，仰观其象，虽远可知也。"

（10）取象求因

根据自然界风、寒、暑、湿、燥、火六种自然气化现象，推求疾病的病因，是"取象求因"的一个典型例证。

五运六气影响人体发病可称为"运气因"，运气因是人体发病的外因和诱因。

《素问·至真要大论》云："夫百病之生也，皆生于风寒暑湿燥火，以之化之变也。"

（11）以象诊病

根据患者的临床表现，通过望、闻、问、切诊察病因病机，是以象诊病。

《素问·阴阳应象大论》所论："善诊者，察色按脉，先别阴阳；审清浊，而知部分；视喘息，听声音，而知所苦；观权衡规矩，而知病所主；按尺寸，观浮沉滑涩，而知病所生；以治无过，以诊则不失矣。"

（12）象论病机

根据疾病的外在表现以推测发生疾病的机理，谓以象论病机。如十九条病机，即是以象推测疾病发生的病位和病性。

《素问·至真要大论》云："诸风掉眩，皆属于肝。诸寒收引，皆属于肾。诸气膹郁，皆属于肺。"

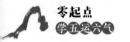

（13）以象论治

以象类比治疗，确定治则治法的方法，谓以象论治。

《素问·四气调神大论》云："夫病已成而后药之，乱已成而后治之，譬犹渴而穿井，斗而铸锥，不亦晚乎？"

《灵枢·九针十二原》云："今夫五脏之有疾也，譬犹刺也，犹污也，犹结也，犹闭也……夫善用针者，取其疾也，犹拔刺也，犹雪污也，犹解结也，犹决闭也。"

《素问·六元正纪大论》取象五运之郁为人体"五郁"立法，提出了"木郁达之，火郁发之，土郁夺之，金郁泄之，水郁折之。"

4.《黄帝内经》中的数

《黄帝内经》中数的内涵有三，一是天地之数，二是记生化之用之数，三是易之数。

（1）天地之数

天地之间的运动变化是有规律可循的，古人以数指代规律，总结天度、气数，用象来表达。

《素问·离合真邪论》："夫圣人之起度数，必应于天地。"

《素问·六节藏象论》云："夫六六之节，九九制会者，所以正天之度、气之数也。天度者，所以制日月之行也；气数者，所以纪化生之用也。天为阳，地为阴；日为阳，月为阴；行有分纪，周有道理，日行一度，月行十三度而有奇焉，故大小月三百六十五日而成岁，积气余而盈闰矣。立端于始，表正于中，推余于终，而天度毕矣。"

《素问·天元纪大论》云："帝曰：上下周纪，其有数乎？鬼臾区曰：天以六为节，地以五为制。周天气者，六期为一备；终地纪者，五岁为一周。

君火以明，相火以位。五六相合而七百二十气，为一纪，凡三十岁；千四百四十气，凡六十岁，而为一周。不及太过，斯皆见矣。"

《素问·六元正纪大论》云："天地之数，终始奈何？岐伯曰：悉乎哉问也！是明道也。数之始，起于上而终于下，岁半之前，天气主之，岁半之后，地气主之，上下交互，气交主之，岁纪毕矣。"

《素问·五运行大论》云："天地阴阳者，不以数推以象之谓也。"

（2）记生化之数

人体的阴阳变化规律及阴阳的消长变化程度，可以量化。

《素问·五运行大论》云："夫数之可数者，人中之阴阳也，然所合，数之可得者也。"又："夫阴阳者，数之可十，推之可百，数之可千，推之可万。"

（3）易数

《黄帝内经》应用了河图数：《素问·六元正纪大论》和《素问·五常政大论》中所论："水化一""火化二""木化三""金化四""土化五"……"金化九"等数，是河图之数。如《素问·六元正纪大论》云："上少阴火，中太宫土运，下阳明金，热化二，雨化五，燥化四，所谓正化日也"。其数二、五、四代表河图所指之方位数理征象。这些数的概念所用为先天八卦易理之数，即《河图》之数。

《素问·六元正纪大论》云："乙丑、乙未岁：上太阴土，中少商金运，下太阳水。热化寒化胜复同，所谓邪气化日也。灾七宫。湿化五，清化四，寒化六，所谓正化日也。"其数五、四、六代表河图所指之方位数理征象。

《黄帝内经》应用了洛书之数：《素问·六元正纪大论》和《素问·五常

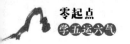

政大论》中涉及了九宫，如"灾一宫""灾二宫""灾三宫"……"灾九宫"，都是洛书之数，根据斗纲所指洛书九宫，以定八风的方位，推测气象及疾病的吉凶。

七篇大论所言九宫则是以后天八卦之九个方位来定位九宫，并与地之九州八卦方位相对应，用以说明地理的气化特征。古人深明其理，用之以法，故不以言明，只是现代人解读这些问题要回归古代的文化背景之中，则其意自明。九宫和数在运气理论中具有重要的作用，用于辨地理之方位，说明气象变化及对人体疾病发生的影响。

《素问·五常政大论》云："委和之纪……眚于三……从革之纪……眚于七……涸流之纪……眚于一。"委和之纪，以数三指代东方；从革之纪，数七指代南方；涸流之纪，数一指代北方。《素问·五常政大论》平气之纪用了河图数，不及之纪用了洛书数，太过之纪没有用数。

《素问·六元正纪大论》论述了九宫："丁丑　丁未岁……灾三宫……己卯　己酉岁……灾五宫……辛巳　辛亥岁……灾一宫……癸未　癸丑岁……灾九宫。"是以《洛书》九宫之数，东宫为三，中宫为五，北宫为一，南宫为九。

《灵枢·九宫八风》云："太一常以冬至之日，居叶蛰之宫四十六日，明日居天留四十六日，明日居仓门四十六日，明日居阴洛四十五日，明日居天宫四十六日，明日居玄委四十六日，明日居仓果四十六日，明日居新洛四十五日，明日复居叶蛰之宫，曰冬至矣。"

又云："是故太一入徙立于中宫，乃朝八风，以占吉凶也。风从南方来，名曰大弱风，其伤人也，内舍于心，外在于脉，气主热……此八风皆从其虚之乡来，乃能病人。"

《易经》的象数理论和方法，在《黄帝内经》中被科学地使用，得到了广泛的应用和发扬，用于说明自然变化、疾病现象并预测发病。

《易·系辞》云："天垂象，见凶吉。"

汉代徐岳《术数记遗》云："九宫算，五行参数，犹如循环。"

《素问·五运行大论》云："天地阴阳者，不以数推以象之谓也。"

象与数是中国传统文化的内涵，属于古代哲学方法，古人观象纪数，以说天地之道。在没有文字记载的远古传河图、洛书，八卦以画。以文解卦而成易，易成为中国传统文化的源头，象数是易的重要组成部分。《黄帝内经》应用了易学思想，用其象数指导研究天地人与疾病发生、发展的关系。《黄帝内经》中的象包含了广泛的内涵：象天地日月、阴阳应象、五行象、藏象、经络象、脉象、色象、疾病象等，用象思维以援物比类。《黄帝内经》中数有天地之数、记生化之数和易之数，用以说明天地之道、人体阴阳变化，推测气象变化对疾病与地理方位的影响等。张介宾指出："宾尝闻之孙真人曰：不知易，不足以言太医……易具医之理，医得易之用。"研究象数源起及其与《黄帝内经》的关系，对深刻理解《黄帝内经》思维方法，建立中医象数理论体系，指导临床实践，都具有重要意义。

二、五运六气与古代天文

1. 古代天文学说

我国自有文字记载，就有对天象的观测记录。中国古代天文学说主要有盖天说、浑天说和宣夜说。五运六气学说就是运用了古代天文学成就，以应用于医学理论之中。

《尚书·尧典》云："乃命羲和，钦若昊天，历象日月星辰，敬授人时。"

《淮南子·泰族训》云："天设日月，列星辰，调阴阳，张四时……圣人

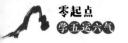

象之。"

东汉末年蔡邕指出："言天体者有三家，一曰周髀，二曰宣夜，三曰浑天。"

（1）盖天说

盖天说认为：天是圆形的，地是方形的，天如圆盖罩着大地。

方属地，圆属天，天圆地方。是以人为中心，立于地面观测天象，靠人的视觉观测日、月、星辰的运动。

盖天说始于殷周时期，在古代有天圆地方说、《周髀算经》盖天说、平天说、穹天说、须弥山说、金刚山说等流派。

《晋书·天文志》云："天圆如张盖，地方如棋局。"

《淮南子·精神训》云："头之圆也像天，足之方也像地。"

《灵枢·邪客》云："天圆地方，人头圆足立以应之。"

（2）浑天说

浑天说认为天如球形，地球在其中心，地球浮在气中，日月附在天球上运动。天球有天壳存在，在壳之外是无限的宇宙。

浑天说始于战国时代，有新、旧浑天说之别，两个浑天说又有各家流派。

《浑天仪注》云："浑天如鸡子，天体圆如弹丸，地如鸡中黄，孤居于内。"

《素问·六节藏象论》云："天至广不可度，地至大不可量。"

（3）宣夜论

宣夜论在《庄子·逍遥游》中初见萌芽，认为天没有形制，只是无边无际的气体，日月星辰漂浮在无限的气体中，游来游去。

《晋书·天文志》云："天无了质，仰而瞻之，高远无极……日月众星，自然浮生虚空之中，其行其止皆须气焉。"

《素问·五运行大论》云："地之为下否乎？岐伯曰：地为人之下，太虚之中者也。帝曰：冯乎？岐伯曰：大气举之也。"

中医运气学的天文学思想摘取了以上三说之长，以宣夜说为主，说明宇宙、天地的运动变化。

《素问·五运行大论》云："天垂象，地成形，七曜纬虚，五行丽地。地者，所以载生成之形类也。虚者，所以列应天之精气也。形精之动，犹根本之与枝叶也，仰观其象，虽远可知也。"

2. 七曜

"九星悬朗，七曜周旋"出自《黄帝内经》。

七曜：指日、月、木星、火星、土星、金星、水星。

七曜周旋，以应阴阳、五行。古人以太一游宫与地之九州相应，观察并推测九州相应的气令变化。以日月应阴阳，以五大行星应五行，说明人体与自然的运行变化和关联规律。

《素问·天元纪大论》云："太虚寥廓，肇基化元，万物资始，五运终天，布气真灵，揔统坤元，九星悬朗，七曜周旋，曰阴曰阳，曰柔曰刚，幽显既位，寒暑弛张，生生化化，品物咸章。"

（1）日月

远古对自然界的认识应该是基于阴阳，阴阳源于古人对日月、昼夜的认识，阴阳本原于地球的自转运动。

《灵枢·阴阳系日月》云："黄帝曰：余闻天为阳，地为阴，日为阳，月

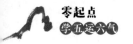

为阴。"而篇题明确指出"阴阳系日月"。

日月的运动变化对人体的生理病理有明显的影响，人体之气与天地相通，顺应四时变化，人身之阳气靠阳光以温煦，人体气血随月亮的运动而表现盈虚变化。

《灵枢·岁露论》云："人与天地相参也，与日月相应也。故月满则海水西盛，人血气积，肌肉充，皮肤致，毛发坚，腠理郄，烟垢著。当是之时，虽遇贼风，其入浅不深。至其月郭空，则海水东盛，人气血虚，其卫气去，形独居，肌肉减，皮肤纵，腠理开，毛发残，膲理薄，烟垢落。当是之时，遇贼风则其入深，其病人也卒暴。"

（2）五星

五星指木星、火星、土星、金星、水星五大行星，在古代木星称为岁星，火星称为荧惑星，土星称为镇星或填星，金星称为太白星，水星称为辰星。

《淮南子·天文训》云："何谓五星？东方木也，其帝太暤，其佐句芒，执规而治春，其神为岁星，其兽苍龙，其音角，其日甲乙。南方火也，其帝炎帝，其佐朱明，执衡而治夏，其神为荧惑，其兽朱鸟，其音徵，其日丙丁。中央土也，其帝黄帝，其佐后土，执绳而制四方，其神为镇星，其兽黄龙，其音宫，其日戊己。西方金也，其帝少昊，其佐蓐收，执矩而治秋，其神为太白，其兽白虎，其音商，其日庚辛。北方水也，其帝颛顼，其佐玄冥，执权而治冬，其神为辰星，其兽玄武，其音羽，其日壬癸。"

古人以五星与岁运、气令及发病相联属，认为每年的气候、人体发病与五星运动相关联。

《素问·气交变大论》云："夫子之言岁候，其不及太过，而上应五星""岁木太过，风气流行，脾土受邪。民病飧泄食减，体重烦冤，肠鸣腹支满，上应岁星（木星）。甚则忽忽善怒，眩冒巅疾，化气不政，生气独治。云物飞动，草木不宁，甚至摇落，反胁痛而吐甚，冲阳绝者死不治，上应太白星（金星）。"

中国古代天文学认为，五星的运行速度有五种变化：疾、徐、留、逆、环；五星的明亮程度分五种情况：常色、大常之一、大常之三、小常之一、小常之三；五星的颜色有三种情况：常色、兼其母色、兼其不胜色。根据五星的变化观察天地气的各种变化及四季节序及物候，观察地球上万物生长收藏，以及疾病的发生和流行，根据五星运动的快慢及其与地球之间的运行距离，观其象，可以测知灾害的发生。

《素问·本病论》说："气交失易位，气交乃衰，变易非常，即四时失序，万化不安，变民病也。"

《素问·气交变大论》云："其行之徐疾逆顺何如？岐伯曰：以道留久，逆守而小，是谓省下。以道而去，去而速来，曲而过之，是谓省遗过也。久留而环，或离或附，是谓议灾与其德也。应近则小，应远则大。芒而大倍常之一，其化甚；大常之二，其眚即发也。小常之一，其化减；小常之二，是谓临视，省下之过与其德也。德者福之，过者伐之。是以象之见也，高而远则小，下而近则大，故大则喜怒迩，小则祸福远。岁运太过，则运星北越，运气相得，则各行以道。故岁运太过，畏星失色而，不及则色兼其所不胜。肖者瞿瞿，莫知其妙，闵闵之当，孰者为良，妄行无征，示畏侯王兼其母。"

说明五星的运行有快、慢、逆行、顺行的不同，如果五星在轨道上徘徊不前，长久停留而光芒变小，这就好像是在审查其所属分野的情况，叫作省下；如果在它运行的轨道上，去而速回，或者迂回而行的，这就好像审查其

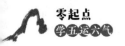

所属分野是否还有什么遗漏和过错，所以叫作省遗过；如果五星久留而环绕不去，或去或来，这就好像在议论它所属的分野中有灾、有福，所以叫做议灾、议德。若距离发生变化的时间近而且变异轻微的，那么其星就小；若距离发生变动的时间远而且变异严重的，那么其星就大。若光芒大于平常一倍的，说明气化旺盛；大于平常两倍的，灾害立即就会到来；若星光小于平常一倍的，说明气化作用减弱；小于平常两倍的，叫作监视，好像亲临视察下面的德与过，有德的获得幸福，有过失的就要受到惩罚。所以，在观察天象时，若星高而远，看起来就小；星低而近，看起来就大。因此星的光芒大，就表示喜怒变化的感应期近；星的光芒小，就表示祸福变化的感应期远。当岁运之气太过的时候，与该运相应的星，即运星就越出轨道向北而去，若五运之气和平，那么五星就运行在各自的轨道上。所以岁运之气太过时，受其克制的星就会暗淡而兼见母星的颜色，岁运不及时，运星会见到所不胜之星的色泽。

2018年夏天出现大热的天气，而此时火星与地球、太阳大冲。地球为何出现温度上升的天气现象，其原理有待进一步探讨。

刘完素《新刊图解素问要旨论·太阳早晚出入》云："其五星者，岁星十二年行一周天，荧惑星七百四十日行一周天，镇星二十八年行一周天，太白辰星常以太阳同宫而三百六十五日四分度之一乃行一周天也。各行其运盛衰而有高下，所行之道路之异也。然升则其星应明，大高而上行，其天对月其道也。其运各无盛衰则不失其彰矣。"

（3）九星

九星为天空繁星，星很多之意。悬廊：廊指天空广阔，而北斗七星位置局限，所以九星不是北斗诸星。

王冰认为九星为：天蓬、天芮、天冲、天辅、天禽、天心、天柱、天任、天英，但这是奇门遁甲格局中的值符，不是天空中所见的星辰。

田合禄指出：九星指北斗九星。一说玄戈、招摇已经离开北斗二炳；二说指天枢、天璇、天玑、天权、玉衡、开阳、瑶光，开阳、瑶光之旁有小星，左为辅，右为弼，合为九星。

竺可桢在《二十八宿起源之时代与地点》指出："孙星衍以为九星者，即现有北斗七星外加招摇、大角……北斗杓三星玉衡、开阳、摇光，相距自五度至七度。而自摇光至玄戈，自玄戈招摇，亦各六气度……距今三千六百年以迄六千年前，包括右枢为北极星时代在内，在黄河流域之纬度，此北斗九星，可以常见不隐，终年照耀于地平线上。"距今三千六百年以迄六千年前，即距《黄帝内经》成书约千年以上，在汉代只能观测到北斗七星，《汉书》所记也为北斗七星。

《汉书·天文志》云："北斗七星，所谓旋、玑、玉衡以齐七政。"

3. 二十八宿

有历史记载以来，中国古代就有天文观测的记录，并积累了大量文献资料。古人将黄道和赤道附近的天区划分为二十八个区域，月球每天经过一区（称为"宿"或"舍"），二十八天环天一周，因此有二十八宿、二十八舍或二十八星之称，二十八宿是古人观测天象的坐标。

二十八宿的体系，目前文献所知可以追溯到周朝初期，《诗经》中有火、箕、斗、定、昴、毕、参诸宿之名，西周时期的劳动工具制作能参考日月、二十八宿之象。1978 年，考古学家在湖北随县的战国初年曾侯乙墓的墓葬中，出土了绘有二十八宿图像的漆箱盖，这是迄今为止发现的最早的关于二十八宿的实物例证，说明在公元前五世纪古人对二十八宿的认识已经完备。

1987 年在河南濮阳西水坡仰韶文化遗址中，发现 45 号墓主人东侧用蚌壳摆塑着龙形图案，西侧是虎形图案，这一发现将四象中青龙白虎观念的起源提早到距今六千多年以前。

对于二十八宿的研究，在先秦春秋时已经形成了分野说，以二十八宿分九宫，以后天八卦方位与地之九州相配，以说明天象运化与九州气令物候的

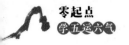

内在联系。

《诗·小雅·大东》："维南有箕，不可以簸扬。"

《左传·僖公五年》云："丙子旦，日在尾，月在策。"

《尚书·胤征》云："乃季秋月朔，辰弗集于房。"

《周礼·冬官考工记》云："轸之方也，以象地也。盖之圜也，以象天也。轮辐三十，以象日月也。盖弓有二十八，以象星也。"

《吕氏春秋·有始览》云："中央曰钧天，其星角、亢、氐。东方曰苍天，其星房、心、尾。东北曰变天，其星箕、斗、牵牛。北方曰玄天，其星婺女、虚、危、营室。西北曰幽天，其星东壁、奎、娄。西方曰颢天，其星胃、昴、毕。西南曰朱天，其星觜巂、参、东井。南方曰炎天，其星舆鬼、柳、七星。东南曰阳天，其星张、翼、轸。"

《淮南子·天文训》有与此相同的论述："何谓九野？中央曰钧天，其星角、亢、氐。东方曰苍天，其星房、心、尾。东北曰变天，其星箕、斗、牵牛。北方曰玄天，其星须女、虚、危、营室。西北方曰幽天，其星东壁、奎、娄。西方曰昊天，其星胃、昴、毕。西南方曰朱天，其星觜巂、参、东井。南方曰炎天，其星舆鬼、柳、七星。东南方曰阳天，其星张、翼、轸。"

《论衡·谈天》云："二十八宿为日、月舍，犹地有邮亭，为长吏廨也。"

《淮南子·天文训》将二十八宿分成九野。中央钧天：角宿、亢宿、氐宿；东方苍天：房宿、心宿、尾宿；东北变天：箕宿、斗宿、牛宿；北方玄天：女宿、虚宿、危宿、营宿；西北幽天：东壁宿、奎宿、娄宿；西方昊天：胃宿、昴宿、毕宿；西南朱天：觜巂宿、参宿、东井宿；南方炎天：鬼宿、柳宿、星宿；东南阳天：张宿、翼宿、轸宿。

在《黄帝内经》时代，二十八宿又分为四组，每组七宿，与东、西、南、北四个方位和青龙、白虎、朱雀、玄武四种动物形象相配，称为四象。二十八宿的排列名称为：东方苍龙七宿（角、亢、氐、房、心、尾、箕）；

北方玄武七宿（斗、牛、女、虚、危、室、壁）；西方白虎七宿（奎、娄、胃、昴、毕、觜、参）；南方朱雀七宿（井、鬼、柳、星、张、翼、轸）。

张衡《灵宪》云："苍龙连蜷于左，白虎猛据于右，朱雀奋翼于前，灵龟圈首于后。"

《灵枢·卫气行》云："岁有十二月，日有十二辰，子午为经，卯酉为纬。天周二十八宿，而一面七星，四七二十八星，房昴为纬，虚张为经，是故房至毕为阳，昴至心为阴，阳主昼，阴主夜。"

（1）东方苍龙

角，龙角。黄道在这两星间穿过，日月和行星常会在这两颗星附近经过，角二星犹如苍龙的两角。引申为象征草木都有了像角一样的枝芽。《晋书·天文志》云："角二星为天关，其间天门也，其内天庭也。"

亢，犹如龙的咽喉。《尔雅·释鸟》云："亢，鸟咙。"注称："亢即咽，俗作吭。"引申为如亢奋，生长速度强劲。

氐，《尔雅·释天》："天根，氐也。"注称："角，亢下系于氐，若木之有根。"氐可理解为龙的前足。"氐"引申为出，如草木生长而出。

房，《尔雅·释天》："天驷，房也。"注称："龙为天马，故房四星谓之天驷。""房"，指万物的门户，已经开启。

心是龙心。古代称之为火，大火，或商星。"心"引申为芽，如草木初生。

尾即龙尾，《左传》："童谣云'丙之晨，龙尾伏辰'。"注称："龙尾者，尾星也。日月之会曰辰，日在尾，故尾星伏不见。"引申为细小，表示万物初生时，像尾一样细小而纤弱。

箕，其形像簸箕。《诗·小雅·大东》："维南有箕，不可以簸扬。"引申为基，指万物之根基。

（2）西方白虎

奎，《说文》："两髀之间。"《广雅》："胯，奎也。"奎宿十六星，左

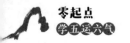

右两半正如两髀的形状。引申为收藏万物。

娄，《集韵》："曳也，通作娄。"《公羊》："牛马维娄。"注称："系马曰维，系牛曰娄。"《史记·天官书》："娄为聚众。"古代的天文典籍中把娄宿视为主管牧养牺牲或兴兵聚众的地方。引申为屯集。

胃，《释名》："胃，围也，围受食物也。"《史记·天官书》："胃为天仓。"引申为阳气隐藏起来，如同进入了胃中。

昴，《说文》："发也。"昴又称为留，留有簇聚、团属之意，引申为万物成而留住。

毕，《诗经》："月离于毕，俾滂沱矣。"指月亮经过毕宿时雨季来临，引申为草木将走向终结。

参，《西步天歌》："参宿七星明烛宵，两肩两足三为腰。"参宿在夜空中的夺目程度由此可见一斑。从冬季到次年的初夏，参宿都是夜空中最醒目的一个星座。《唐风》："三星，参也。"参是象形的写法，象征了腰带三星，引申为万物皆可以参验。

觜，《说文》："鸱奋头上角觜也。"觜宿三小星位于参宿两肩上方，形状可与角状的鸟嘴相联系，故名。象征万物失去养育之气。

（3）北方玄武

斗，也称南斗。与北斗七星一样，南斗六星在天空中的形状也很像斗，故名。为日月交会点，是一年之终始的标志。

牛，古称牵牛。象征阳气牵引万物始生。地虽冻，牛却可藉阳气耕种万物。

女，古称婺女或须女。表示此时阴阳二气合而未分，还互相需要。

虚，《说文》："丘谓之虚。"引申来表示阳气正在冬日的空虚之中酝酿。

危，是屋栋之上的意思。《晋书·天文志》："危三星，主天府市架屋。"三星的形状就有如一个尖屋顶。引申为到顶，阳气到了此处就消失了。

室和壁是相连的两宿，古有营室，东壁之称。室引申为孕育并生成阳气，壁引申为开辟生气。

（4）南方朱雀

井，《史记·天官书》："东井为水事。"引申为泉，阴气如自泉而出。

鬼，又称舆鬼。意为阴，象征阴气渐生。

柳，原名为咮，咮是鸟嘴的意思。《汉书·天文志》云："柳为鸟喙，主木草。"引申为草木开始衰微，阳气有所减弱。

张，《尔雅》："鸟张嗉"，《史记·律书》另有所指："张，言万物皆张也。"张宿六星，其形状像张开的弓矢。引申为万物开张壮大。

翼，也取意于朱鸟，《史记·天官书》："翼为羽翮。"翼宿二十二星，形状就如张开的鸟翼。引申为万物如同生出翅膀。

轸，《史记·天官书》："轸为车。"《说文》："轸，车后横木也。"轸是指车轴上插着的小铁棍，可以使轮子不脱落。引申为草木更加繁盛。

4. 太一

太一在《黄帝内经》是指北极星和北斗七星的组合体。

北极星，又称北辰、天极星。古人受神学思想的影响，也称之为天帝，位居中央至尊。北极星一年四季基本是处于正北天空一个固定的位置，在北半球，人们通常把它作为确定方向的标志。

《史记》《汉书》《晋书》等所载太一为北极星宿中的一颗，与《黄帝内经》有所不同。

《史记·天官书》云："中宫，天极星，其一明者，太一常居也。"

《开元占经》云："太乙在紫微宫门外右星之南，天乙一星在同舍，与太一相近。"

《晋书·天文志》云："北极五星，钩陈六星，皆在紫宫中。北极，北辰最尊者也，其纽星，天之枢也。天运无穷，三光迭耀，而极星不移，故曰'居其所而众星共之'。第一星主月，太子也。第二星主日，帝王也；亦太乙之坐，谓最赤明者也。"

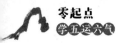

郑樵《通志》谓："天一一星在紫微宫门右星之南，天帝之神……太一一星在天一南相近。"

北斗七星是由天枢、天璇、天玑、天权、玉衡、开阳、摇光组成，前四星组成斗身，又称为魁；后三星组成斗柄，又称为杓。在春天的黄昏，遥望北天，斗柄正指向东方。从春天至夏天，由东而南，再向西，然后向北旋转，经过一年，回到原来的位置。

《鹖冠子·环流》云："斗柄东指，天下皆春；斗柄南指，天下皆夏；斗柄西指，天下皆秋；斗柄北指，天下皆冬。"

张介宾曰："天地之气，始于子中，子居正北，其名朔方。朔者，尽也，初也，谓阴气之极，阳气之始也。邵子曰：阳气自北方而生，至北方而尽，故尧典谓北方为朔易，朔易者，除旧更新之谓也，盖其子至亥，周而复始，以成东西南北，春夏秋冬之位。"

太一游宫：北极星、北斗七星位于北方天极的正中，古人把它作为标示方位的坐标，以北斗星为指针旋转，从冬至日起计，一年之内由东向西依次移行，即太一游宫。古人把太一指针运行一周按正北、正南、正东、正西、东北、东南、西南、西北分为八个区域，分列八宫，加上中央为九宫。再把一年二十四节分为八个时段，每个时段含三个节气，约四十六天。这样北斗在不同的时段指向不同的八宫。在每宫所在的时间内记录不同的气候、气象特点，然后依据不同的时间内气候、气象的正常与否，来阐述与人体发病的内在联系，形成特定的规律之后，并进一步用于预测。

在冬至这天，斗柄指向正北方的叶蛰宫，历经冬至、小寒、大寒三个节气，运行四十六天；交立春节，指向东北方的天留宫，历经立春、雨水、惊蛰三个节气，计四十六天；交春分节，指向正东方的仓门宫，历经春分、清明、谷雨三个节气，计四十六天；交立夏，指向东南方的阴洛宫，历经立夏、小满、芒种三个节气，计四十五天；交夏至节，指向正南方的上天宫，历经夏至、小暑、大暑，计四十六天；交立秋节，指向西南方的玄委宫，历经立秋、处暑、白露三个节气，计四十六天；交秋分节，指向正西方的仓果宫，历经秋分、寒露、霜降三个节气，计四十六天；交立冬节，指向西北方的新洛宫，历经立冬、小雪、大雪三个节气，计四十五天；之后交冬至日，北斗重新指向叶蛰宫，就历经三百六十六日（闰）回归年周期，这就是"太一游宫"运行规律。

《史记·天官书》云："斗为帝车，运于中央，临制四乡，分阴阳，建四时，均五行，移节度，定诸记，皆系于斗。"

5. 九宫

太一游宫，是把北极星、北斗七星连为一体而用，北斗作为指针，面南观地确立"四正""四隅"八个方位，依此确立八宫，中央为中宫，共为九宫。九宫即招摇、叶蛰、天留、仓门、阴洛、天宫、玄委、仓果、新洛（图 7）。此处游宫是指向的意思。

九宫与后天八卦相应：正北的叶蛰宫居坎位，东北的天留宫居艮位，正东的仓门宫居震位，东南的阴洛宫居巽位，正南的上天宫居离位，西南的玄委宫居坤位，正西的仓果宫居兑位，西北的新洛宫居乾位。

《灵枢·九宫八风》云："太一常以冬至之日，居叶蛰之宫四十六日，明日居天留四十六日，明日居仓门四十六日，明日居阴洛四十五日，明日居天宫四十六日，明日居玄委四十六日，明日居仓果四十六日，明日居新洛四十五日，明日复居叶蛰之宫，曰冬至矣。"

太一居叶蛰之宫四十六日，一年三百六十六日，分属八宫，每宫四十六日，唯阴洛、新洛两宫只有四十五日。这是《黄帝内经》时代的发展，《淮

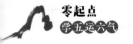

南子·天文训》记述的九宫八风，一岁三百六十日。

叶蛰：北方坎宫，主冬至、小寒、大寒三节气；天留：东北方艮宫，主立春、雨水、惊蛰三节气；仓门：东方震宫，主春分、清明、谷雨三节气；阴洛：东南方巽宫，主立夏、小满、芒种三节气；天宫：上天宫，即南方离宫，主夏至、小暑、大暑三节气；玄委：西南坤宫，主立秋、处暑、白露三节气；仓果：西方兑宫，主秋分、寒露、霜降三节气；新洛：西北方乾宫，主立冬、小雪、大雪三节气。

通过太一游宫与二十四节气相联属，观测自然界不同地域气候、气象、物候与人体发病之间的联系。

九宫与地之九野与后天八卦相配，这也极有可能为洛书的起源。洛书为九宫图，易数表达为：东宫为三，南宫为九，西宫为七，北宫为一，中宫为五，东北为八，东南为四，西南为二，西北为六。

《五行大义》引《黄帝九宫经》云："戴九，履一，左三，右七，二四为肩，六八为足，五居中宫，总御得失。"

《难易寻源》云："洛出书，圣人则之。戴九履一，左三右七，二四为肩，六八为足，五居其中，阴居四维，阳居四正。虚其中十，众妙之门，定为九宫。"

《素问·六元正纪大论》和《素问·五常政大论》中应用了九宫之数，如"灾一宫""灾二宫""灾三宫"……"灾九宫"，指的是洛书后天八卦方位。丁卯、丁酉，中运为少角木运，木属东方，在数为三，故称为灾三宫。己巳、己亥，中运为少宫土运，土属中央，在数为五，故称灾五宫。辛未、辛丑，中运为少羽水运，水属北方，在数为一，故称灾一宫。癸酉、癸卯，中运为少徵火运，火属南方，在数为九，故称灾九宫。乙亥、乙巳，中运为少商金运，金属西方，在数为七，故称灾七宫，用以说明不同地域的气化特征。洛书九宫记载了气候寒热温凉、气象（八风）、节气推移、阴阳消长，体现空间（东西南北）和时间（春夏秋冬），并与人体发病相联属。

《素问·六元正纪大论》云："丁卯丁酉岁……灾三宫……己巳己亥岁……灾五宫……辛未辛丑岁……灾一宫……癸酉癸卯岁……灾九宫……乙亥乙巳岁……灾七宫。"

《灵枢·九宫八风》云："太一日游，以冬至之日，居叶蛰之宫，数所在，日从一处，至九日，复反于一，常如是无已，终而复始。"

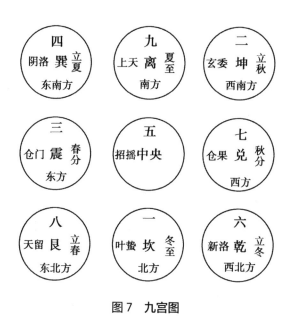

图7　九宫图

6. 八风

八风，指大弱风、谋风、刚风、折风、大刚风、凶风、婴儿风、弱风。根据斗纲所指洛书九宫，以定八风所起方位，记录并预测气象及疾病。

洛书离宫，风从南方来，热盛则风至必微，故称大弱风。以火脏应之，损伤人体，内舍于心，外在于脉，其病为热。

洛书坤宫，风从西南方来，阴气方生，阳气渐微，湿气将生，故称谋风。以土脏应之，损伤人体，内舍于脾，外在于肌肉，其病衰弱。

洛书兑宫，风从西方来，金气刚劲，故称刚风。以金脏应之，损伤人体，内舍于肺，外在于皮肤，其病为燥。

洛书乾宫，风从西北来，金主折伤，故称折风。损伤人体，内舍于小肠，外在于手太阳脉，其病暴死。

洛书坎宫，风从北方来，气寒风烈，故称大刚风。以水脏应之，损伤人体，内舍于肾，外在于骨与肩背，其病为寒。

洛书艮宫，风从东北方来，阴气未退，阳气未盛，故称凶风。损伤人体，内舍于大肠，外在于两胁及肢节。

洛书震宫，风从东方来，万物始生，故称婴儿风。以木脏应之，损伤人体，内舍于肝，外在于筋纽，其病主湿。

洛书巽宫，风从东南方来，气暖而风柔，故称弱风。损伤人体，内舍于胃，外在于肌肉，其病身体沉重。

《灵枢·九宫八风》云："是故太一入徙立于中宫，乃朝八风，以占吉凶也。风从南方来，名曰大弱风，其伤人也，内舍于心，外在于脉，气主热。风从西南方来，名曰谋风，其伤人也，内舍于脾，外在于肌，其气主为弱。风从西方来，名曰刚风，其伤人也，内舍于肺，外在于皮肤，其气主为燥。风从西北方来，名曰折风，其伤人也，内舍于小肠，外在于手太阳脉，脉绝则溢，脉闭则结不通，善暴死。风从北方来，名曰大刚风。其伤人也，内舍于肾，外在于骨与肩背之膂筋，其气主为寒也。风从东北方来，名曰凶风，其伤人也，内舍于大肠，外在于两胁腋骨下及肢节。风从东方来，名曰婴儿风，其伤人也，内舍于肝，外在于筋纽，其气主为身湿。风从东南方来，名曰弱风，其伤人也，内舍于胃，外在肌肉，其气主体重。此八风皆从其虚之乡来，乃能病人。"

7. 天干、地支

（1）天干、地支的概念

天干有十：甲、乙、丙、丁、戊、己、庚、辛、壬、癸。天干中阳数，即甲、丙、戊、庚、壬为阳干；阴数，即乙、丁、己、辛、癸为阴干。

十二地支：即子、丑、寅、卯、辰、巳、午、未、申、酉、戌、亥。地支中阳数，子、寅、辰、午、申、戌为阳支，阴数，丑、卯、巳、未、酉、亥为阴支。

（2）天干、地支的渊源

古人认为天干和十二地支是中国上古时期对太阳和月亮运行周期的描绘，用以纪年、纪月、纪日、纪时。

干支起源于古人对天象的观察，古代传说天有十日，十干盖十日之名。十二地支之名可能得于古代对月亮认识。天干可能是古人根据太阳运行周期而制定，地支可能是古人根据月亮运行周期而设立。古代对干支的应用非常广泛，在殷墟甲骨文已有完整的干支表，在殷商甲骨卜辞中，几乎每片甲骨文上都刻有干支纪日的文字。

《五行大义》引蔡邕《月令章句》云："大桡采五行之情，占斗机所建也，始作甲乙以名日，谓之干；作子丑以名月，谓之支。有事于天，则用日；有事于地，则用辰。阴阳之别，故有干支名也。"

《皇极经世》云："干支，天也。"

《广雅·释天》："甲乙为干。干者，日之神也。"

《广雅·释天》："寅卯为支。支者，月之灵也。"

《史记·历书》云："盖黄帝考定星历，建立五行；起消息，正闰余。"

《五行大义》云："干支者，因五行而立之。昔轩辕之时，大桡之所制也。"

（3）天干、地支的生物含义

根据《史记·律书》《释名》和《说文解字》等书的释义，后世把干支赋予万物阴阳消长含义。天干演化为一年中十个时节的物候，地支演化为一年中十二个时节万物生长发育规律。

1）十天干生物含义

甲：草木破土而萌芽之时。

乙：草木初生，枝叶柔软屈曲之时。

丙：万物沐浴阳光之时。

丁：草木成长壮实之时。

戊：大地草木茂盛繁荣之时。

己：万物抑屈而起，有形可纪之时。

庚：秋收之时。

辛：万物更改，秀实新成之时。

壬：阳气潜伏地中，万物怀妊之时。

癸：万物闭藏，怀妊地下，揆然萌芽之时。

2）十二地支生物含义

子：万物孳生之时。

丑：扭曲萌发之时。

寅：发芽生长之时。

卯：萌芽破土之时。

辰：万物舒伸之时。

巳：阳气旺盛之时。

午：阴阳交替之时。

未：尝新之时。

申：万物成体之时。

酉：万物成熟之时。

戌：万物衰败之时。

亥：万物收藏之时。

（4）十二地支与十二生肖相配

用鼠、牛、虎、兔、龙、蛇、马、羊、猴、鸡、狗、猪这十二个常见动物与十二地支相配，即十二生肖。

十二生肖最早见于《诗经》，《诗经·小雅·吉日》有"吉日庚午，即差我马"的记载。可能在春秋前后，地支与十二种动物的对应关系就已经确立并流传。在王充《论衡》里有十二生肖最完备的记载。

8. 圭表测影

在4000多年前，表成为迄今我们所知道的最古老的天文仪。表就是直立于地面的杆子，根据一年中正午影长度的规律性变化，运用圭表来测定节气日期的方法，古书中竿、槷、臬、髀、碑、榟等都是表的名称。

《后汉书·律历下》云："历数之生也，乃立仪、表，以校日景。"

汉末徐干在《中论·历数》中说："昔者圣人之造历数也，观运机之动，原星辰之迭中，痛暑远之长短，于是营仪以准之，立表以测之……然后元首齐乎上，寒暑顺序，四时不忒。"

《素问·六节藏象论》云："立端于始，表正于中，推余于终，而天度毕矣。"又有："天度者，所以制日月之行也；气数者，所以纪化生之用也。"

《素问·六微旨大论》云："因天之序，盛衰之时，移光定位，正立而待之。"

9. 漏壶计时

漏壶计时的史料记载，最早见于《周礼》，西汉有四件单漏壶保存至今。漏刻计时是运气理论的基础。

《周礼》："掌挈壶以令军井……凡军事，悬壶以序聚桥……皆以水火守之，分以日夜。"

《汉书·律历志》云："定东西，立晷仪，下漏刻，以追二十八宿相距于

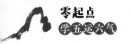

四方。"

《隋书·天文志》云："昔黄帝创观漏水，制器取则，以分昼夜。"

《素问·六微旨大论》云："愿闻其岁，六气始终，早晏何如？岐伯曰：明乎哉问也！甲子之岁，初之气天数始于水下一刻，终于八十七刻半。"

古人用"漏壶"以计时，以太阳升落为基准，把一昼夜分为一百刻，通过漏壶的浮箭来计量昼夜时刻。用壶边或壶底有孔的漏壶贮水，水可以通过漏孔自然滴漏，观察一昼夜壶水漏减多少以计算时间。

计时有两种方法：一种是沉箭漏，用一根木质箭杆，上刻一百刻，从漏壶盖上插入壶中，随着壶中水的减少，箭往下沉，从盖边以观察时刻；另一种是浮箭漏，把漏壶中漏出的水流到另一个容器里，这个容器叫箭壶，再用一根刻有时刻的箭杆固定在箭壶中，随着箭壶中水量的增加，记录水淹没箭杆上的时刻以观察。

汉代以后，把一昼夜平分为子、丑、寅、卯、辰、巳、午、未、申、酉、戌、亥十二个时辰。每个时辰相当于现在的 2 小时。

唐以后又规定把每个时辰再分为初和正两个相等部分，例如卯初、卯正，寅初、寅正等。由于与漏下百刻的计时法同时存在，而一百又不能被十二整除，十二时辰和一百刻在配合上发生了困难，因此历史上曾对百刻法有所改动。

清初把一日百刻改为一日九十六刻，这样十二个时辰分为初、正，实际上成了二十四小时。

三、五运六气与古代历法

历法，简称"历"，是研究日月星辰运行，以定岁时节气的方法。其内涵是根据日月星辰运行，推算各种计时单位长度，建立其间关系，制定时间序列法则。远古之时，人们"日出而作，日入而息"，没有历法。相传黄帝时代开始有了历法，从古人制定历法到清朝末期，中国历史上共产生过102部历法。

《史记·历书》云："盖黄帝考定星历，建立五行，起消息，正闰馀。"

1. 太初历

春秋末期，《四分历》出现。古代各国采用不同的历法，计有黄帝、颛顼、夏、殷、周、鲁古六历，都是"四分历"，即以365又1/4日为一回归年的历法。各历差别主要是岁首不同，黄帝、周、鲁三历建子（以十一月为岁首），殷历建丑（十二月），夏历建寅（正月），颛顼历建亥（十月）。公元前104年，汉武帝改古六历为太初历。

《素问·脉解》云："太阳所谓肿腰脽痛者，正月太阳寅，寅太阳也。"
《灵枢·阴阳系日月》云："寅者，正月之生阳也，主左足之少阳。"

2. 阴阳合历

由甲骨卜辞可知，殷商武丁时期已有阴阳合历。公元85年，汉章帝下诏废止太初历，改行四分历，也称古四分合历，即阴阳合历，是兼顾太阳和月亮两种运动的历法。《素问·六节藏象论》云："日行一度，月行十三度有奇。"地球绕太阳公转一周为360°，月球绕地球运行一周约27.32天，$360° \div 27.32 = 13.18°$，正是阴阳合历的体现。

《素问·六节藏象论》云："日行一度，月行十三度有奇焉，故大小月三百六十五日而成岁，积气余而盈闰矣。"
《淮南子·天文训》云："日行一度，月行十三度又十九分之七。"

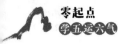

3. 十月太阳历

十月太阳历不在 102 部历法之内。在我国秦末汉初出现，来源于夏代以前的西羌文明。《夏小正》为西汉礼学名家戴德所作，其内容为典型的十月太阳历，其一年是十个月，所用的是与月相（月亮圆缺）无关的太阳历，故称为十月太阳历，除二月外，每月都有定季节的天象，利用北斗星、参星、昴星、大火星、织女星、南门星等在天空中的位置定季节。如正月"初昏参中，斗柄悬在下"，意思是该月初昏时刻参星位于天的中央，相当现行农历正月天象；三月"参则伏"，意思是三月参星由一月位于天的中央下行至三月伏而不见，相当现行农历三月半至四月半的天象；五月"参则见"，意思是五月参星又上行可见，相当现行农历六月的天象；六月"初昏，斗柄正在上"，意为此月初昏时刻北斗星斗柄指向正上，相当现行农历八月初天象；十月"初昏，南门见"，意为该月初昏时刻南门星从东方地平线上行可见，相当现行农历十二月的天象。将全年分为十个月，每个月三十六天，以十天干命名，再将十个月与五行结合，分为五季，每季两个月七十二天，出现甲乙属木，丙丁属火，戊己属土，庚辛属金，壬癸属水的规律。《诗经》云："七月流火"，指七月大火星偏西下行，天气开始转凉，也正是这种天象历法的体现，这种历法至今在我国彝族聚集地仍有使用。

陈久金先生考证认为，我国先秦时代确实存在过十月太阳历。由于三十节气的起止分法与夏正同，也就证明与《夏小正》相合。《管子》《春秋繁露》《淮南》等记载了十月太阳历。

《管子·五行》云："日至，睹甲子，木行御……七十二日而毕；睹丙子，火行御……七十二日而毕；睹戊子，土行御……七十二日而毕；睹庚子，金行御……七十二日而毕；睹壬子，水行御……七十二日而毕。"

《春秋繁露·五行对》云："水为冬，金为秋，土为季夏，火为夏，木为春。"

《春秋繁露·治顺五行》云："日冬至，七十二日木用事，其气燥浊而青。七十二日火用事，其气惨阳而赤。七十二日土用事，其气湿浊而黄。七十二日金用事，其气惨淡而白。七十二日水用事，其气清寒而黑。七十二日复得木。木用事，则行柔惠，挺群禁。至于立春，出轻系，去稽留，除桎梏，开门阖，通障塞，存幼孤，矜寡独，无伐木。"

《淮南子·天文训》云："日冬至子、午，夏至卯、酉。冬至加三日，则夏至之日也。岁迁六日，终而复始。壬午冬至，甲子受制，木用事，火烟青。七十二日，丙子受制，火用事，火烟赤。七十二日戊子受制，土用事，火烟黄。七十二日，庚子受制，金用事，火烟白。七十二日，壬子受制，水用事，火烟黑。七十二日而岁终，庚子受制。岁迁六日，以数推之，七十岁而复至甲子。"

《黄帝内经》中年分为五季，每季七十二日，正是十月太阳历的最基本结构。《黄帝内经》灵活运用了十月太阳历的内涵，并与太初历、四分历相统一。

《素问·六节藏象论》云："夫六六之节，九九制会者，所以正天之度、气之数也。天度者，所以制日月之行也；气数者，所以纪化生之用也。天为阳，地为阴；日为阳，月为阴；行有分纪，周有道理，日行一度，月行十三度而有奇焉，故大小月三百六十五日而成岁，积气余而盈闰矣。立端于始，表正于中，推余于终，而天度毕矣……天以六六为节，地以九九制会，天有十日，日六竟而周甲，甲六复而终岁，三百六十日法也。"

《素问·风论》云："春甲乙伤于风者为肝风，以夏丙丁伤于风者为心风，以季夏戊己伤于邪者为脾风，以秋庚辛中于邪者为肺风，以冬壬癸中于邪者为肾风。"

《素问·脏气法时论》："脾主长夏，足太阴阳明主治，其日戊己。"

《素问·天元纪大论》云："帝曰：上下周纪，其有数乎？鬼臾区曰：天以六为节，地以五为制。周天气者，六期为一备；终地纪者，五岁为一周。

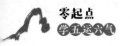

君火以明，相火以位。五六相合而七百二十气，为一纪，凡三十岁；千四百四十气，凡六十岁，而为一周。不及太过，斯皆见矣。"

四、五运六气与古代音律

音律在中国传统文化背景中源远流长，在没有文字记载之前就有乐器。1987年在河南省舞阳县贾湖村出土了25支贾湖骨笛（图8），为距今约8000年历史的新石器时代早期裴李岗文化。《黄帝内经》七篇大论没有过多地探讨音律与天地阴阳人体生命发病的关系，但在运气理论中以五音建运，并在许多篇章中多有论述。

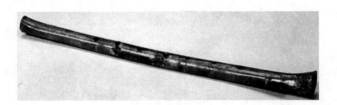

图8　贾湖骨笛

1. 五音建运

《黄帝内经》在运气理论中以五音建运，象五运之动。五音性同五行，可以代表五运，用角代表初运木运，用徵代表二运火运，用宫代表三运土运，用商代表四运金运，用羽代表终运水运，是为五音建运。五音代表了天地阴阳的升降出入开阖。

张介宾曰："五音者，五行之声音也。土曰宫，金曰商，水曰羽，木曰角，火曰徵。晋书曰：角者，触也，象诸阳气触动而生也，其化于壬。徵者，止也，言物盛则止也，其化戊癸。商者，强也，言金性坚强也，其化乙庚。羽者，舒也，言阳气将复，万物将舒也，其化丙辛。宫者中也，得中和之道，无往不畜。"（《类经图翼·五音建运图解》）

2. 阴阳相生

五音分阴阳，变为十之太少：太宫、太商、太角、太徵、太羽、少角、少宫、少商、少徵、少羽，按照阴阳相生规律太少相生。

《类经图翼·五音五运太少相生解》云："盖太者属阳，少者属阴，阴以生阳，阳以生阴，一动一静，乃成易道。故甲以阳土，生乙之少商；乙以阴金，生丙之太羽；丙以阳水，生丁之少角；丁以阴木，生戊之太徵；戊以阳火，生己之少宫；己以阴土，生庚之太商；庚以阳金，生辛之少羽；辛以阴水，生壬之太角；壬以阳木，生癸之少徵；癸以阴火，复生甲之太宫。"

3. 音律在《黄帝内经》中的论述

《黄帝内经》以天人相应阐述了五行相生与五音的内在联系，说明五音六律与天、地、人相通，五音六律与人体发病相关。

《灵枢·邪客》云："天有雷电，人有音声。天有四时，人有四肢。天有五音，人有五脏。天有六律，人有六腑。"

《灵枢·九针论》云："九针者，天地之大数也，始于一而终于九。故曰：一以法天，二以法地，三以法人，四以法时，五以法音，六以法律，七以法星，八以法风，九以法野。"又云："五者，音也。音者，冬夏之分，分于子午，阴与阳别，寒与热争，两气相搏，合为痈脓者也。故为之治针，必令其末如剑锋，可以取大脓。六者，律也。律者，调阴阳四时而合十二经脉，虚邪客于经络而为暴痹者也。"

《素问·针解》云："夫一天、二地、三人、四时、五音、六律、七星、

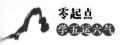

八风、九野，身形亦应之，针各有所宜，故曰九针。人皮应天，人肉应地，人脉应人，人筋应时，人声应音，人阴阳合气应律。"

《素问·阴阳应象大论》云："东方生风，风生木，在音为角；南方生热，热生火，在音为徵；中央生湿，湿生土，在音为宫；西方生燥，燥生金，在音为商；北方生寒，寒生水，在音为羽。"

音律起源于上古，有史记载便有音律的应用，音律与天地相通，象万物阴阳消长，《黄帝内经》对音律作用在多个篇章中加以论述，五运六气理论以研究天地阴阳运行变化规律为内涵，与音律内在相通。音律在五运六气理论中的应用，唐代王冰《玄珠密语》做了充分地发挥，而宋代刘温舒补《素问》补篇，进一步嵌入了音律内容，并在《素问运气论奥》全面发挥，解读音律背景在五运六气理论研究中具有重要的意义。

五、五运六气与物候

物候学研究的是植物的生、长、化、收、藏，以及动物的生命活动随节气变化规律的一门科学，主要包括了植物、动物、水文气象等方面内涵（图9）。物候是运气运动所产生的自然界万物应激现象，古人以鸟兽草木的变动为观察对象，每五日观察其发生发展变化规律，故以"五日为之候"。每月有六候，一岁有七十二候。

《素问·六节藏象论》云："五日谓之候，三候谓之气，六气谓之时，四时谓之岁。"

张介宾曰："由二十四气而分为七十二候，则每气各得三翰，如《礼记》《月令》及《吕氏春秋》云。"

宋代王应麟《玉海》云："五日为一候，三候为一气，故一岁有二十四节气，一年每月二气，在月首者为节气，在月中者为中气。"

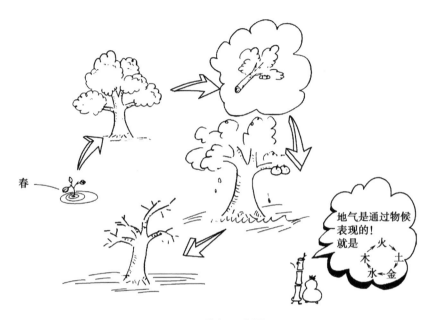

春

地气是通过物候表现的！就是 木 火 土 水 金

图9 物候示意图

我国古代有关物候的记载亦很久远，最早的物候记载，见于《诗经·七月》，《夏小正》记载较多，完整的七十二候见于《吕氏春秋》，其后《淮南子》等书都有较为系统的物候记录。

张闻玉总结了《月令》《时训》，以及清《时宪书》等记载，每月物候和自然的现象（即七十二候）如下：

孟春之月：东风解冻，蛰虫始振，鱼陟负冰，獭祭鱼，雁候北，草木萌动。

仲春之月：桃始华，仓庚鸣，鹰化为鸠，玄鸟（即燕）至，雷乃发声，始电。

季春之月：桐始华，田鼠化为鴽，虹始见，萍始生，鸣鸠拂其羽，戴胜（鸟类）降于桑。

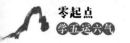

孟夏之月：蝼蝈鸣，蚯蚓出，王瓜出，苦菜秀，靡草死，麦秋至。

仲夏之月：螳螂生，鵙始鸣，反舌（百舌）无声，鹿角解，蜩始鸣，半夏生。

季夏之月：温风至，蟋蟀居壁，鹰始挚（至），腐草为萤，土润溽暑，大雨时行。

孟秋之月：凉风至，白露降，寒蝉鸣，鹰乃祭鸟，天地始肃，禾乃登。

仲秋之月：鸿雁来，玄鸟归，群鸟养羞，雷始收声，蛰虫坏户，水始涸。

季秋之月：鸿雁来宾，雀入大水为蛤，菊有黄华，豺乃祭兽，草木黄落，蛰虫咸俯。

孟冬之月：水始冰，地始冻，雉入大水为蜃，虹藏不见，天气上升，地气下降，闭塞成冬。

仲冬之月：鹖旦不鸣，虎始交，荔挺出，蚯蚓结，麋角解，水泉动。

季冬之月：雁北乡（向），鹊始巢，雉雊，鸡乳，征鸟厉疾，水泽腹坚。

以植物的荣枯、动物的鸣蛰等现象观察四季交替、寒暑往来、自然现象的变化规律，是五运六气理论的研究方法，正是现代物候学的内容，物候的实质是地气变化的客观反映。

物候是不同的节气在一定的地方出现的自然现象，具有空间性和时间性的自然特性，具有空间方位高下和时间差异。

七篇大论对物候多有论述。如厥阴在泉之年，风气淫胜，地气不平和，原野昏蒙，草类提前生长；少阴在泉的年份，热气淫胜，山谷湖泽热气蒸腾，阴处不阴，蛰虫不伏藏。

《素问·至真要大论》云："岁厥阴在泉，风淫所胜，则地气不明，平野昧，草乃早秀……岁少阴在泉，热淫所胜，则焰浮川泽，阴处反明……蛰虫不藏。"

岁运的太过、不及都有明显的物候特征。如木运太过之年，风气流行，如果风气过度亢盛，土气不能发挥正常作用，出现木气独胜的现象：天上云朵飞腾，地上的草木动摇不定，甚至于枝叶摇落。木运不及之年，燥金之气就会大规模流行，木的生发之气不能按时到来，草木繁荣的时间会晚，燥金之气肃杀太过，会使坚硬树木的枝条干枯，柔软树叶干卷，青色谷物减产。如果逢阳明燥金司天，木之生气不能发挥正常的作用，草木再度繁荣，生长过程急速，青色植物会过早地凋落。金气太盛，火气来克制报复它，出现炎热的暑气流行，湿润的万物变得干燥，软弱柔脆的草木枝叶枯焦，但是又从根部重新长出枝丫，同时开花结果。

《素问·气交变大论》云："岁木太过……化气不政，生气独治，云物飞动，草木不宁，甚而摇落……岁木不及，燥乃大行，生气失应，草木晚荣，肃杀而甚，则刚木辟著，柔萎苍干……其谷苍。上临阳明，生气失政，草木再荣，化气乃急……其主苍早。复则炎暑流火，湿性燥，柔脆草木焦槁，下体再生，华实齐化。"

司天在泉对物候亦有影响。《素问·五常政大论》对物候有论述：少阳相火司天，火气下临于地，金气上从司天发挥作用，致使草木受灾；厥阴风木在泉，风行大地，尘沙飞扬。阳明燥金司天，燥金下临于地，厥阴风木顺从司天之气发挥作用，凄沧清冷之气时常发生，金盛克木，草木枯萎；少阳相火在泉，火热流行于草木枯槁的冬季，流水不能结冰，可以看见蛰虫不藏出来活动。厥阴风木司天，风木之气下临于地，风木之气在天空中流行，浮云飘忽，万物摇动；少阳相火在泉，风火相扇，火气流行，满地暑热，蛰虫不藏，随处可见，流水不能结冰，少阴君火司天，热气下临于地，金气顺从司天之气发挥作用以克制木气，草木受灾，炎暑酷热亢盛，金石熔化；阳明燥金在泉，地气干燥清凉，凄沧肃杀之气常见，肃杀之气流行，草木发生变化。太阴湿土司天，湿土之气下临于地，寒水之气顺从司天之气发挥作用以

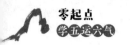

克制心火，尘阴笼罩，雨水时降；太阳寒水在泉，地气阴凝闭藏，严寒的气候提前到来，蛰虫早早藏伏。

南宋刘温舒作四时物候之图，将十二月、二十四节气与物候相应（图10）。

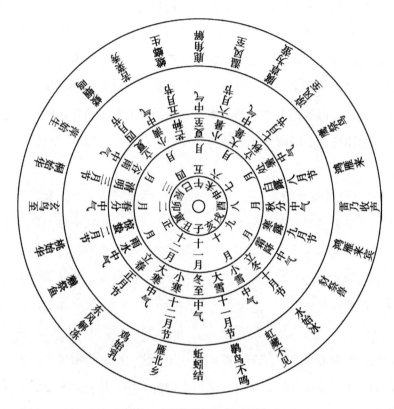

图 10　刘温舒四时物候图

六、五运六气与气令

五运六气与气令有密切的关系，气令的产生是运气运动变化的结果。所谓气令，包括气象和气候，是天气变化之象，故气令可以作为运气变化的客观征象。当代气象学包括了气象（风、雨、雷、电等）和气候，在《黄帝内经》时代，气象指风、寒、暑、湿、燥、火六气之象，气候指四季寒、热、温、凉，气候与气象统称为气令。

《素问·天元纪大论》云："天有五行，御五位，以生寒暑燥湿风……神在天为风，在地为木；在天为热，在地为火；在天为湿，在地为土；在天为燥，在地为金；在天为寒，在地为水。"

不同的年份具有不同的气令特点。《素问·气交变大论》论述了太过不及之年的气令特征，如岁木太过之年，风气流行，天气云雾飞腾，地上的草木动摇不定，甚至于枝叶摇落；岁火太过，炎暑流行，寒水之气会来制约报复它，出现雨冰寒霜降临，与天上的水星明亮相应，若是戊子、戊午、戊寅、戊申年，又逢少阴君火或少阳相火司天，此为天符的年份，火热之气就会更加严重，致使水泉干涸，万物枯焦；岁土太过，雨湿流行，河水泛滥，泉水涌动，干枯的池塘出现了鱼类，会有暴风骤雨的天气，导致堤防崩溃，在平时的陆地上可见到水塘鱼游；岁金太过，燥气流行，火热之气会来制约报复它，与天上的火星明亮相应，金气太过，木气受到克制，生气不足，出现草木收敛之象，甚至苍老干枯而死亡；岁水太过，寒气流行，土湿之气会来制约报复，出现大雨下降，尘埃雾霾，与天上的土星明亮相应，若是丙辰、丙戌年，逢太阳寒水司天，即天符之年，水寒之气会更加严重，会出现冰雹霜雪不时而降的气候，过分的水湿之气，会改变万物形态。五气太过之年，运气特点不同，气令表现各有特征，其气令变化与五星相应；不及之年亦如此。

《素问·五常政大论》对各年气令亦有论述：敷和之纪，其候温和，其令风；升明之纪，其候炎暑，其令热；备化之纪，其候溽蒸，其令湿；审平之纪，其候清切，其令燥；静顺之纪，其候凝肃，其令寒；等等。

《素问·气交变大论》云："岁木太过，风气流行……化气不政，生气独

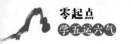
治，云物飞动，草木不宁，甚而摇落……岁火太过，炎暑流行……收气不行，长气独明，雨水霜寒，上应辰星。上临少阴少阳，火燔爇，水泉涸，物焦槁……岁土太过，雨湿流行……变生得位，脏气伏，化气独治之，泉涌河衍，涸泽生鱼，风雨大至，土崩溃，鳞见于陆……岁金太过，燥气流行……收气峻，生气下，草木敛，苍干雕陨……岁水太过，寒气流行……大雨至，埃雾朦郁，上应镇星。"

司天、在泉、六气胜复影响气令特征。如厥阴司天，气化为风；少阴司天，气化为热；太阴司天，气化为湿；少阳司天，气化为火；阳明司天，气化为燥；太阳司天，气化为寒。

《素问·六元正纪大论》对司天之政作了具体论述，如太阳司天之政：太阳寒水司天的运气是地支为辰戌之年。辰戌之年，太阳寒水司天，太阴湿土在泉。

壬辰、壬戌年，木运太过，中运为太角，运气为风气偏胜，气候偏温。其正常气化：微风吹拂，万物阵鸣，生机活跃，草木萌生；其异常气化：狂风大作，振毁万物，折断树木，连根拔起；其引起的疾病：头晕目眩，抽搐振栗，视物不清。

戊辰、戊戌年，火运太过，中运为太徵。因太阳寒水司天，太过的火运受到司天寒水之气的制约，转变成平气之年。运气偏热。其正常气化：气候温热，暑热郁蒸；其异常气化表现：炎热炽烈，天地蒸腾；其引起的疾病多表现热郁于里的证候。

甲辰年、甲戌年，土运太过，中运太宫。太过的土运与在泉的湿土之气相同，为同天符之年。由于辰戌丑未都属于土，甲辰、甲戌之年支属土，故也是岁会之年。运气为阴雨水湿。其正常气化为潮湿润泽；其异常气化为：雷雨狂风；其引起的疾病为湿邪留滞于下，肢体沉重。

庚辰、庚戌年，金运太过，中运太商。运气清凉。其正常气化见雾露萧瑟；其异常气化为：气行肃杀，草木凋零；其引起的疾病多为津液亏乏，口干舌燥，胸背胀闷。

丙辰、丙戌年，水运太过，中运太羽。水运与司天寒水之气相同，是为天符之年。运气寒冷，其正常气化为寒风凛冽，地冻惨凄；其异常气化为：冰天雪地，寒霜冰雹；其引起的疾病多为寒气留恋，溪谷凝滞。

凡是辰戌之年，太阳寒水司天，气化太过，气候常先于节气到来。司天之气肃杀，在泉之气清湿，寒气充满太虚，阳气不能布散。寒水之气与湿土之气相互配合以发挥作用，与天上的辰星、镇星明亮相应；黄色和黑色的谷物丰收。气象清肃，天地之气和缓。若寒气太过，阳气郁滞，火热之气会择时报复。三之气，主气少阳相火，太阳寒水加临，水火相克，会有雨水下降，三气之后，雨水终止。四之气，太阴湿土在泉，云奔北极，湿气四布，润泽万物。太阳寒水司天，太阴湿土在泉，寒湿之气相持于气交。人们易患受寒湿所侵，见肌肉萎软，两足痿弱，行走无力，泄泻、出血等病症。

初之气，主气为厥阴风木，客气为少阳相火，气候很温暖，草木提早繁荣。人们易感受疫疬之气，温病发生，出现身热、头痛、呕吐、肌肉皮肤生疮溃疡。

二之气，主气为少阴君火，客气为阳明燥金，反而有很寒凉的气候，人们凄惨受寒，草木受冻，火气被抑。人们易患气郁、腹中胀满等病症。司天的寒水之气开始发挥作用。

三之气，司天之气充分发挥作用，主气为少阳相火，客气为太阳寒水，寒凉之气流行，雨水下降。人们易患外寒内热、痈疽、下痢、心中烦热、神志昏蒙等病症。若不及时治疗，就会死亡。

四之气，主气为太阴湿土，客气为厥阴风木，风湿之气交争，风助湿化雨，万物生长、化育、成熟。人们易患高热、气短、肌肉痿软、足弱无力、赤白痢疾等病症。

五之气，主气为阳明燥金，客气为少阴君火，阳气重新发挥作用，草木因而生长、化育、成熟。人们感到舒畅。

终之气，主气太阳寒水，客气太阴湿土，太阴湿土在泉，湿气流行，阴

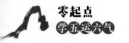

气凝聚，尘埃飞扬，雾蔽郊野。人们感受寒湿惨凄。若有寒风到来，风能胜湿，风气不当至而至，会使孕妇易受影响而致流产。

《素问·六元正纪大论》云："帝曰：太阳之政奈何？岐伯曰：辰戌之纪也。太阳　太角　太阴　壬辰　壬戌　其运风，其化鸣紊启拆，其变振拉摧拔，其病眩掉目瞑……太阳　太徵　太阴　戊辰　戊戌同正徵　其运热，其化暄暑郁燠，其变炎烈沸腾，其病热郁……太阳　太宫　太阴　甲辰岁会（同天符）甲戌岁会（同天符）其运阴埃，其化柔润重泽，其变震惊飘骤，其病湿下重……太阳　太商　太阴　庚辰　庚戌　其运凉，其化雾露萧瑟，其变肃杀雕零，其病燥背瞀胸满……太阳　太羽　太阴　丙辰天符　丙戌天符　其运寒，其化凝惨栗冽，其变冰雪霜雹，其病大寒留于溪谷……凡此太阳司天之政，气化运行先天，天气肃，地气静，寒临太虚，阳气不令，水土合德，上应辰星镇星……寒政大举，泽无阳焰，则火发待时。少阳中治，时雨乃涯，止极雨散，还于太阴，云朝北极，湿化乃布，泽流万物，寒敷于上，雷动于下，寒湿之气，持于气交……初之气，地气迁，气乃大温……二之气，大凉反至……寒乃始。三之气，天政布，寒气行，雨乃降……四之气，风湿交争，风化为雨，乃长乃化乃成……五之气，阳复化……终之气，地气正，湿令行，阴凝太虚，埃昏郊野。"

六化、六变对气令亦有影响。如厥阴风木之气到来时气候和煦，少阴君火之气来临时气候温暖，太阴湿土之气来临时气候潮湿，少阳相火之气来临时气候炎热，阳明燥金之气来临时气候清凉劲急，太阳寒水之气来临时气候寒冷。

《素问·六元正纪大论》云："夫气之所至也，厥阴所至为和平，少阴所至为暄，太阴所至为埃溽，少阳所至为炎暑，阳明所至为清劲，太阳所至为寒雾，时化之常也。厥阴所至为风府，为璺启；少阴所至为火府，为舒荣；

太阴所至为雨府，为员盈；少阳所至为热府，为行出；阳明所至为司杀府，为庚苍；太阳所至为寒府，为归藏。司化之常也。厥阴所至为生，为风摇；少阴所至为荣，为形见；太阴所至为化，为云雨；少阳所至为长，为番鲜；阳明所至为收，为雾露；太阳所至为脏，为周密。气化之常也。厥阴所至为风生，终为肃；少阴所至为热生，中为寒；太阴所至为湿生，终为注雨；少阳所至为火生，终为蒸溽；阳明所至为燥生，终为凉；太阳所至为寒生，中为温。德化之常也……厥阴所至为飘怒大凉，少阴所至为大暄寒，太阴所至为雷霆骤注烈风，少阳所至为飘风燔燎霜凝，阳明所至为散落温，太阳所至为寒雪冰雹白埃。气变之常也。厥阴所至为挠动，为迎随；少阴所至为高明焰，为曛；太阴所至为沉阴，为白埃，为晦暝；少阳所至为光显，为彤云，为曛；阳明所至为烟埃，为霜，为劲切，为凄鸣；太阳所至为刚固，为坚芒，为立。令行之常也。"

对于五郁之发的气令特点，以土郁为例说明：土气被木气过分抑制，土气被郁超过极限而成为复气发作：山岩峡谷震动，雷鸣气腾，尘埃飞扬，天昏地暗，一片黑黄。湿气上蒸化为白气，暴风骤雨降落于高山深谷之间，大雨落在岩石上面四处飞溅，洪水暴发，河水泛滥，山川、原野一片汪洋，汪洋之中的土丘、山岗好似牧马奔腾。复气发作，湿土之气敷布，天降时雨，万物生长收成。云气奔向降雨之处，霞光环绕着朝阳，山河之间出现雾霾，这是土郁发作的前兆，其时为四之气，太阴湿土主气。若见到云气横于天空山巅，或聚或散，忽生忽灭，浮游不定，便是土郁将发之先兆。

《素问·六元正纪大论》云："土郁之发，岩谷震惊，雷殷气交，埃昏黄黑，化为白气，飘骤高深，击石飞空，洪水乃从，川流漫衍，田牧土驹。化气乃敷，善为时雨，始生始长，始化始成……云奔雨府，霞拥朝阳，山泽埃昏，其乃发也，以其四气。云横天山，浮游生灭，怫之先兆也。金郁之发，天洁地明，风清气切，大凉乃举，草树浮烟，燥气以行，霜雾数起，杀气来

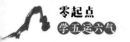

至，草木苍干，金乃有声……山泽焦枯，土凝霜卤，怫乃发也，其气五。夜零白露，林莽声凄，怫之兆也。水郁之发，阳气乃辟，阴气暴举，大寒乃至，川泽严凝，寒雾结为霜雪，甚则黄黑昏翳，流行气交，乃为霜杀，水乃见祥……阳光不治，空积沉阴，白埃昏暝，而乃发也，其气二火前后。太虚深玄，气犹麻散，微见而隐，色黑微黄，怫之先兆也。木郁之发，太虚埃昏，云物以扰，大风乃至，屋发折木，木有变……太虚苍埃，天山一色，或气浊色，黄黑郁若，横云不起雨，而乃发也，其气无常。长川草偃，柔叶呈阴，松吟高山，虎啸岩岫，怫之先兆也。火郁之发，太虚肿翳，大明不彰，炎火行，大暑至，山泽燔燎，材木流津，广厦腾烟，土浮霜卤，止水乃减，蔓草焦黄，风行惑言，湿化乃后。"

各年四季气令特点也不同，如木运不及之年，若春天鸟语花香，则秋天雾露清凉；若春天清凉凄惨，夏天会有炎暑如焚的火热之气来复。火运不及之年，若夏天暑热如常，则冬天霜雪寒天；若夏天凄惨寒凉，则长夏湿气郁蒸，天气昏暗，大雨倾盆而降的气复气来临。土运不及之年，四季之末的十八天，都会有潮湿之气，春天风和日丽，鸟语花香，草木萌生；若四季之末大风飞扬，草木摇折，则秋季会出现阴雨绵绵的复气现象。金气不及之年，若夏天光明炎热，草木葱郁，则冬天严寒冰冻；若夏天炎热如焚，则秋天会出现冰雹霜雪的复气现象。水运不及之年，四季之末云淡湿润，则风和日丽；若四季之末出现湿气郁蒸，天气昏暗，暴雨如注，则时常发生大风飘扬、草木摇折的复气现象。

《素问·气交变大论》云："愿闻其时也。岐伯曰：悉乎哉问也！木不及，春有鸣条律畅之化，则秋有雾露清凉之政，春有惨凄残贼之胜，则夏有炎暑燔烁之复……火不及，夏有炳明光显之化，则冬有严肃霜寒之政，夏有惨凄凝冽之胜，则不时有埃昏大雨之复……土不及，四维有埃云润泽之化，则春有鸣条鼓折之政，四维发振拉飘腾之变，则秋有肃杀霖霆之复……金不及，夏有光显郁蒸之令，则冬有严凝整肃之应，夏有炎烁燔燎之变，则秋有冰雹霜雪之复……水不及，四维有湍润埃云之化，则不时有和风生发之应，四维发埃昏骤注之变，则不时有飘荡振拉之复。"

　　寒、暑、温、凉四种气候变化，表现在春、夏、秋、冬四季中的最后一个月，即三月、六月、九月、十二月，这就是所谓的"四维"月。阳气运行，开始于温暖，盛极于暑热；阴气运行，开始于清凉，而盛极于寒冬，从而形成了四季气候的差别。《大要》说：从春天的温暖发展到夏天的暑热，从秋天的清凉肃杀发展到冬天的严寒凛冽，要仔细观察"四维"的气候变化，可以了解阴阳之气开始与终止的时间，从而知道该年春、夏、秋、冬各个季节的气候变化。

　　《素问·至真要大论》云："寒暑温凉，盛衰之用，其在四维。故阳之动，始于温，盛于暑；阴之动，始于清，盛于寒。春夏秋冬，各差其分。故《大要》曰：彼春之暖，为夏之暑，彼秋之忿，为冬之怒，谨按四维，斥候皆归，其终可见，其始可知。此之谓也。"

　　每年气令可以预测。每年的气象可以通过五大行星的运动变化来预测，而突然的气流变化是不能预知的。

　　《素问·气交变大论》云："夫子之言岁候，不及其太过，而上应五星。今夫德化政令，灾眚变易，非常而有也，卒然而动，其亦为之变乎？岐伯曰：承天而行之，故无妄动，无不应也。卒然而动者，气之交变也，其不应焉。故曰：应常不应卒。此之谓也。帝曰：其应奈何？岐伯曰：各从其气化也。"

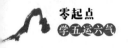

七、五运六气与地理

1. 九州

九州指：神州、次州、戎洲、弇州、冀州、台州、济州、薄州、阳州。

此为大九州学说，为战国邹衍所创。神州指东南方地域，次州指正南方地域，戎洲指西南方地域，弇州指正西方地域，冀州指中央地域，台州指西北方地域，济州指北方地域，薄州指东北方地域，阳州指正东方地域。

《史记·孟子荀卿列传》云："以为儒者所谓中国者，于天下乃八十一分居其一分耳……中国外如赤县神州者九，乃所谓神州也。"

《淮南子·地形训》云："何谓九州？东南神州曰农土，正南次州曰沃土，西南戎洲曰滔土，正西弇州曰并土，正中冀州曰中土，西北台州曰肥土，正北济州曰成土，东北薄州曰隐土，正东阳州曰申土。"

《尚书·禹贡》称九州为冀州、兖州、青州、徐州、扬州、荆州、豫州、梁州、雍州，为禹区划的九州。《尚书·尧典》作十二州，《尚书·皋陶谟》称州十有二师。相传禹治水后，分中国为九州，舜又分冀州为幽州、并州，分青州为营州，共为十二州。《尔雅》称九州为冀州、豫州、雍州、荆州、扬州、兖州、徐州、幽州、营州。

传统九宫理论认为，坎宫为冀州，艮宫为兖州，震宫为青州，巽宫为徐州，离宫为扬州，坤宫为蓟州，兑宫为梁州，乾宫为雍州，中宫为豫州。

笔者认为，以邹衍大九州应后天八卦，结合《淮南子》的记载与《黄帝内经》所论更为相近，以大九州与九宫相应，通过太一游宫，预测九州的气令变化，更符合《黄帝内经》理论。

2. 地域方位

空间背景是五运六气理论的重要内涵，空间展示了天地人气之交感，是天人相应理论的基础。天地运行产生五方五位，以对应不同的气令，不同的地域特点因感受天地之气之不同而异。

《素问·天元纪大论》云："天有五行，御五位，以生寒暑燥湿风。"

《素问·异法方宜论》云："东方之域，天地之所始生也……西方者，金玉之域，沙石之处，天地之气收引也。"

不同的地域，气令特点有差异。西北方的阳气不足，所以北方寒而西方凉；东南方的阴气不足，所以南方热而东方温，这是为什么呢？岐伯说：阴气阳气，天地高下，太过不及的区别。东南方属于阳，阳气自上而下降，所以南方热而东方温；西北方属于阴，阴气自下而上升，所以北方寒而西方凉。因此，天地有上下，气候有温凉，天上气寒，地面气热。

《素问·五常政大论》云："天不足西北，左寒而右凉；地不满东南，右热而左温。其故何也？岐伯曰：阴阳之气，高下之理，太少之异也。东南方，阳也，阳者其精降于下，故右热而左温。西北方，阴也，阴者其精奉于上，故左寒而右凉。是以地有高下，气有温凉，高者气寒，下者气热。"

同一地域，地势不同也可以造成气令差异，地势高的地方多寒，阴气偏盛，地势低的地方多热，阳气偏盛。阳热之气盛，节气与万物的生化，都提前到来；而阴寒之气盛，节气与万物的生化，都延迟到来。这是地势高低，万物生化有迟有早的规律。地势高的地方，人的寿命较长；地势低的地方，人的寿命较短。

春气生于东方，由东向西运行；夏气生于南方，由南向北运行；秋气生于西方，由西向东运行；冬气生于北方，由北向南运行。春气发生，自下而

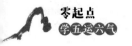

上升；秋气收敛，自上而下降；夏季为火，从里而布散于外；冬季严寒，从表而入藏于里。从地气的发生规律来看，春气生于左方，秋气生于右方，冬气生于北方，夏气生于南方，这就是四时气候的正常变化。高山之顶，气候寒冷，冬气常在；低洼之地，气候温暖，春气常存。

《素问·五常政大论》云："地有高下，气有温凉，高者气寒，下者气热。"又云："崇高则阴气治之，污下则阳气治之，阳胜者先天，阴胜者后天，此地理之常，生化之道也……高者其气寿，下者其气夭。"

《素问·六元正纪大论》云："春气西行，夏气北行，秋气东行，冬气南行。故春气始于下，秋气始于上，夏气始于中，冬气始于标。春气始于左，秋气始于右，冬气始于后，夏气始于前。此四时正化之常。故至高之地，冬气常在，至下之地，春气常在，必谨察之"。

八、五运六气与传统文化

中华文明源远流长，中华文化博大精深。易学思想是五运六气理论的重要背景，五运六气理论贯穿在《黄帝内经》的方方面面，而《黄帝内经》蕴含着中国古代传统文化。《黄帝内经》的文化，集汉以前中华文明之大成。

至少在距今 200 万年前，中华大地上便有了人类的活动。1986 年 11 月 29 日，中国科学家在重庆巫山龙骨坡发现了距今 200 万年的猿人遗址，历经 20 多年的考古发掘，先后出土人类化石、巨猿化石和大批石器。1965 年，我国云南元谋县发现了年代为 170 万年前的远古人类化石。同年，在河北省泥河湾发现了距今约 180 万年的泥河湾人。1964 年，在陕西省蓝田发现了古人类化石和石器，经测定，距今 115 万年。20 世纪 20 年代，于北京周口店发现了距今 50 万年的北京猿人化石，北京猿人能制作和使用带有棱角的石片，会使用火。还有近 20 万年前的智人（长阳猿人），约 9 万年前的奉节猿人、官渡猿人、河梁猿人。在新石器时代，中华大地上已经出现四大文化区：①中原黄河文化区；②长江中下游文化区；③珠江流域文化区；④北方燕区文化区。

距今约 5000 年之前，黄帝文化发祥于陕西黄土高坡，炎帝文化发祥于渭水上游。公元前 2070—公元前 771 年是夏、商、西周时代。公元前 770 年"春秋"之始至秦汉，中华文化走向辉煌。"诸子蜂起，百家争鸣"，法、儒、道、墨、兵、阴阳、杂、农各领风骚，至秦始皇为了统一思想"焚书坑儒"，是中华文化史上的一次空前的浩劫。汉高祖刘邦，平秦灭楚，建立统一王朝，行黄老之学。所谓"黄老之学"，"黄"指黄帝，"老"指老子，是老庄道家的继承者逐渐吸收其他学派的思想发展道家学说的产物，始于战国后期。《史记·太史公自序》："其为术也，因阴阳之大顺，采儒墨之善，撮名法之要，与时迁移，应物变化，立俗施事，无所不宜，指约而易操，事少而功多。"黄老之学在汉初成为显学。公元前 134 年，汉武帝采用了董仲舒的建议，"推明孔氏，抑黜百家"，在思想文化界首开"罢黜百家，独尊儒术"的政策，确立了儒家思想的主导地位。从此，儒家思想统治中国思想界达 2000 年之久。两汉之末，印度佛教传入我国，并很快融入中国文化。

1. 道家思想

道家思想可以用"道法自然"概括，道家以《老子》的思想为主体。老子，名李耳，字聃，又名老聃，是春秋末期伟大的思想家和哲学家。庄子、管子等继承了老子的思想。《黄帝内经》的天人观、生命观、养生观、疾病观等，无不显示着浓厚的道家色彩。

《老子·二十五章》云："人法地，地法天，天法道，道法自然。"

《素问·宝命全形论》云："人以天地之气生，四时之法成。"

《素问·阴阳应象大论》云："不法天之论，不用地之理，则灾害

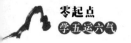

至矣。"

《老子·四十二章》云:"道生一,一生二,二生三,三生万物。万物负阴而抱阳,冲气以为和。"

《素问·玉版论要》云:"道之至数,无色脉变,揆度奇恒,道在于一。"

《庄子·天运》云:"天有六极五常,帝王顺之则治,逆之则凶。"

老子创立"精气"概念,有"精气为人"的文字记载,道家把精气看作是天地万物的本原,"精气"思想是《黄帝内经》理论的核心。

《管子·业内》云:"精也者,气之精者也。"

《素问·金匮真言论》云:"夫精者,身之本也"。

道家"无为而无不为"的思想,亦为《黄帝内经》所用,《黄帝内经》理论充分体现了道家思想。

《老子·八十章》云:"甘其食,美其服,安其居,乐其俗。"

《素问·上古天真论》云:"故美其食,任其服,乐其俗,高下不相慕,其民故曰朴。"又云:"上古圣人之教下也,皆谓之虚邪贼风,避之有时,恬惔虚无,真气从之,精神内守,病安从来。"

2. 儒家思想

儒家学派创始人为孔子(公元前551—公元前479年)。其中心思想是"仁"和"中和",孟子承其道,儒家思想又称孔孟之道。《黄帝内经》充分体现了中和与仁、礼之学为核心的儒家思想。

《汉书·艺文志》云:"儒家者流,盖出于司徒之官,助人君顺阴阳明教化者也。"

《素问·生气通天论》云："阴平阳秘，精神乃治；阴阳离决，精气乃绝。"

《素问·至真要大论》云："谨察阴阳之所在而调之，以平为期。"

《灵枢·师传》云："黄帝曰：余闻先师有所心藏，弗著于方。余愿闻而藏之，则而行之，上以治民，下以治身，使百姓无病，上下和亲，德泽下流，子孙无忧，传于后世……顺之奈何？岐伯曰：入国问俗，入家问讳，上堂问礼，临病人问所便。"

《素问·六元正纪大论》云："和其运，调其化。"

《素问·至真要大论》云："必先五胜，疏其血气，令其调达，而致和平。"

《黄帝内经》以天人相应思想为理论基础形成的系统中医学理论体系，儒家思想对此也有很多的论述。

《素问·宝命全形论》说："天复地载，万物悉备，莫贵于人。人以天地之气生，四时之法成。"

《灵枢·岁露论》说："人与天地相参也，与日月相应也。"

《礼记·礼运》说："人者天地之心也。"

《中庸》云："能尽人之性，则能尽物之性……可以赞天地之化育，则可以与天地参矣。"

3. 阴阳家

阴阳家为战国时期提倡阴阳五行的一个学派，代表人物为战国末期齐人邹衍等。邹衍为齐国稷下学者，其学说谈天论人，应天象，顺四时，是其所长，而拘于鬼神则为其所短。《黄帝内经》摒弃其短，扬其所长，将天地之变科学地与自然界气候、物候、人体生理病理相联属，以阴阳五行为理论基

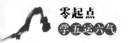
础，形成了完善的中医学理论巨著。

班固《汉书·艺文志》对阴阳家学说进行了评论："阴阳家者流，盖出于羲和之官，敬顺昊天，历象日月星辰，敬授民时，此其所长也。及拘者为之，则牵手禁忌，泥于小数，舍人事而任鬼神。"

《素问·阴阳应象大论》云："水为阴，火为阳。阳为气，阴为味。"

《素问·脉要精微论》云："万物之外，六合之内，天地之变，阴阳之应。"

《灵枢·阴阳系日月》云："且夫阴阳者，有名而无形，故数之可十，离之可百，散之可千，推之可万。"

阴阳五行贯穿于《黄帝内经》始终，以阴阳五行为基本的理论方法是中医学的基本特点之一，是汉代社会、政治、学术的时代特征表现。

《黄帝内经》中的文化内涵远不止于易，除了要了解"和"乃儒家，"养生"为道家，阴阳学说出于阴阳家，其他如法家、墨家、名家、兵家等思想，对《黄帝内经》都有影响。这些中华文明传统文化理论思想在《黄帝内经》中都有体现，文化背景对中医理论学习至关重要。

九、五运六气与术数

中国古代术数主要有占星、卜筮、占相、占梦、占命、占国事、风水等各类，形成的术数理论也是各具流派，如星气占、灾异占、杂占等等，并根据术数的内容分为天文、历谱、五行、蓍龟、杂占、形法六类。《黄帝内经》记载了远古巫术，运用发展了占梦数，五运六气理论应用了占星术和易学方法。

《汉书·艺文志》云："数术者，皆明堂羲和史卜之职也。"

《素问·上古天真论》云："上古之人，其知道者。法于阴阳，和于术数。"

在远古，巫医是不分的。甲骨文中有多处关于巫为患者御除病殃的记载，如"丙申卜，巫御。"《黄帝内经》对巫与医的关系有了科学的认识。

《礼记·表记》云："殷人尊神，率民以事神，先鬼而后礼。"

《说文》："巫，祝也。女能事无形，以舞降神者也……与工同意。"

《广雅》："医，巫也。"

《世本》云："巫咸作医。"

《灵枢·贼风》云："黄帝曰：今夫子之所言者，皆病人之所自知也。其毋所遇邪气，又毋怵惕之所志，卒然而病者，其故何也？唯有因鬼神之事乎？岐伯曰：此亦有故邪留而未发，因而志有所恶，及有所慕，血气内乱，两气相搏。其所从来者微，视之不见，听而不闻，故似鬼神。黄帝曰：其祝而已者，其故何也？岐伯曰：先巫者，因知百病之胜，先知其病之所从生者，可祝而已也。"

《素问·移精变气论》云："余闻古之治病，惟其移精变气，可祝由而已。今世治病，毒药治其内，针石治其外，或愈或不愈，何也？岐伯对曰：往古人居禽兽之间，动作以避寒，阴居以避暑，内无眷慕之累，外无伸宦之形，此恬惔之世，邪不能深入也。故毒药不能治其内，针石不能治其外，故可移精祝由而已。当今之世不然，忧患缘其内，苦形伤其外，又失四时之从，逆寒暑之宜，贼风数至，虚邪朝夕，内至五脏骨髓，外伤空窍肌肤，所以小病必甚，大病必死，故祝由不能已也。"

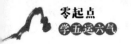

梦的辨证在《黄帝内经》中有许多论述，根据梦来诊断、辨证并指导治疗。

《素问·诊要经终论》云："秋刺夏分，病不已，令人益嗜卧，又且善梦……冬刺春分，病不已，令人欲卧不能眠，眠而有见。"

《素问·脉要精微论》说："是知阴盛则梦涉大水恐惧，阳盛则梦大火燔灼，阴阳俱盛则梦相杀毁伤；上盛则梦飞，下盛则梦堕；甚饱则梦予，甚饥则梦取；肝气盛则梦怒，肺气盛则梦哭；短虫多则梦聚众，长虫多则梦相击毁伤。"

《素问·方盛衰论》云："是以少气之厥，令人妄梦，其极至迷。三阳绝，三阴微，是为少气。是以肺气虚则使人梦见白物，见人斩血借借，得其时则梦见兵战。肾气虚则使人梦见舟船溺人，得其时则梦伏水中，若有畏恐。肝气虚，则梦见菌香生草，得其时则梦伏树下不敢起。心气虚则梦救火阳物，得其时则梦燔灼。脾气虚则梦饮食不足，得其时则梦筑垣盖屋。"

《灵枢·淫邪发梦》云："正邪从外袭内，而未有定舍，反淫于脏，不得定处，与营卫俱行，而与魂魄飞扬，使人卧不得安而喜梦。气淫于腑，则有余于外，不足于内；气淫于脏，则有余于内，不足于外。"又云："厥气客于心，则梦见丘山烟火；客于肺，则梦飞扬，见金铁之奇物；客于肝，则梦山林树木；客于脾，则梦见丘陵大泽，坏屋风雨；客于肾，则梦临渊，没居水中；客于膀胱，则梦游行；客于胃，则梦饮食；客于大肠，则梦田野；客于小肠，则梦聚邑冲衢；客于胆，则梦斗讼自刳；客于阴器，则梦接内；客于项，则梦斩首；客于胫，则梦行走而不能前，及居深地窖苑中；客于股肱，则梦礼节拜起；客于胞膻，则梦溲便。"

五运六气应用了占星术，夜观星象，有喜、怒、忧、丧、泽、燥，这是常见的星象，必须仔细观察。《黄帝内经》正是在星象占术的基础上发展了五运六气理论。

《汉书·艺文志》云："天文者，序二十八宿，步五星日月，以纪吉凶之象，圣王所以参政也。"

《素问·气交变大论》云："有喜有怒，有忧有丧，有泽有燥，此象之常也，必谨察之。"

第五讲

五运六气的生命观

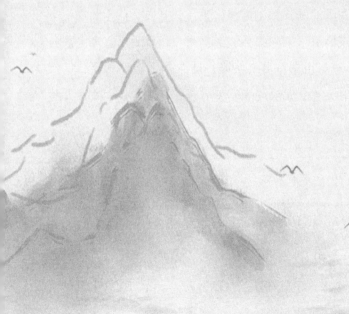

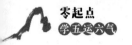

1. 太虚寥廓，肇基化元

天空广阔，开天辟地，万物萌生，天行五运，大气流动，统领大地，天布九星，日月交替，五星环转，天设阴阳，地为柔刚，各归所位，阴阳交接，四季交替，生长化生，万物规律。指出了元气是生命的物质基础，天地运动，寒暑交替，万物生长化收藏。

《素问·天元纪大论》引《太始天元册》文曰："太虚寥廓，肇基化元，万物资始，五运终天，布气真灵，揔统坤元，九星悬朗，七曜周旋，曰阴曰阳，曰柔曰刚，幽显既位，寒暑弛张，生生化化，品物咸章。"

2. 生气通天，脏气法时

《黄帝内经》认为，五脏与四时相通，与天地相应，根据脏气法时理论指导疾病的诊断和辨证论治。

《素问·脏气法时论》云："肝主春，足厥阴、少阳主治，其日甲乙；肝苦急，急食甘以缓之。心主夏，手少阴、太阳主治，其日丙丁；心苦缓，急食酸以收之。脾主长夏，足太阴、阳明主治，其日戊己；脾苦湿，急食苦以燥之。肺主秋，手太阴、阳明主治，其日庚辛；肺苦气上逆，急食苦以泄之。肾主冬，足少阴、太阳主治，其日壬癸；肾苦燥，急食辛以润之。开腠理，致津液，通气也。"

《素问·气交变大论》云："岁木太过，风气流行，脾土受邪……岁火太过，炎暑流行，肺金受邪……岁土太过，雨湿流行，肾水受邪……岁金太过，燥气流行，肝木受邪……岁水太过，寒气流行，邪害心火。"

3. 升降出入，气化之机

升降出入是气的运动状态，在自然界，表现为天气下降、地气上升的交互运动，在人体则顺应天地气机的升降运动，出入离合升降。升降出入存在于自然万物之中，由此而产生了生长化收藏的变化。

《素问·六微旨大论》云："出入废则神机化灭，升降息则气立孤危。故非出入，则无以生长壮老已；非升降，则无以生长化收藏。是以升降出入，无器不有。故器者生化之宇，器散则分之，生化息矣。故无不出入，无不升降，化有小大，期有近远，四者之有，而贵常守，反常则灾害至矣。"

《素问·六微旨大论》云："帝曰：其升降何如？岐伯曰：气之升降，天地之更用也。帝曰：愿闻其用何如？岐伯曰：升已而降，降者谓天；降已而升，升者谓地。天气下降，气流于地；地气上升，气腾于天。故高下相召，升降相因，而变作矣。"

《素问·刺法论》云："帝曰：升之不前，可以预备，愿闻其降，可以先防。岐伯曰：既明其升，必达其降也。升降之道，皆可先治也……五运之至，有前后与升降往来，有所承抑之。"

4. 三生万物

《老子·四十二章》指出："道生一，一生二，二生三，三生万物。"

一是指太极。《易·系辞》云："天地氤氲，万物化醇。"
二是指阴阳。《老子·四十二章》云："万物负阴而抱阳，冲气以为和。"《易·系辞》云："一阴一阳之谓道。"
三是指自然。大自然包含太极、阴阳、五行、五运变化，自然化生万物。《老子·二十五章》云："有物混成，先天地生……人法地，地法天，天法道，道法自然。"

《淮南子·天文训》云："道始于一，一而不生，故分为阴阳，阴阳合而万物生。故曰：一生二，二生三，三生万物。"

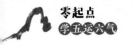
张介宾说："夫一者太极也，二者阴阳也，三者阴阳之交也，阴阳交而万物生矣。"

王冰曰："一生二，二生三，三生万物，盖送自虚无而太极，一也。太极生天地，二也。天地生五行，三也。"（《天元玉册卷之七》）

五运六气理论以天地为空间背景，研究自然气候和生命之间的联系，认为万物与天地之气相感而化生。万物化生，源于天、地和形气相感，三生万物。植物的化生源于天气、地气和自然传播的种子；无腿和双肢动物产生于天气、地气和排卵；四肢动物产生于天气、地气和精卵结合；人的产生源于天气、地气、精气（精卵结合）。

自然界这种阴阳变化的作用，在天表现为幽奥深远，在人表现为自然规律，在地表现为万物化生。五味源于大地所化，自然规律让人产生智慧，玄奥深远的宇宙总是神妙难测。神妙的自然在天表现为风，在地应之以木；在天表现为热，在地应之以火；在天表现为湿，在地应之以土；在天表现为燥，在地应之以金；在天表现为寒，在地应之以水。所以在天是气，在地形成形体，天地人变化之用，万物化生，源于天、地和形气相感。

人以天地之气生，天气下降，地气上升，人在天地之间，感受其运动变化。万物是由于天地之气交感所化生，人的生命与天地四时气化密切相关。天地之交感、天地合气、六节分都是万物化生的必要条件（图11）。

《素问·五运行大论》云："夫变化之用，天垂象，地成形。"

《素问·天元纪大论》云："太虚寥廓，肇基化元，万物资始，五运终天，布气真灵，揔统坤元，九星悬朗，七曜周旋，曰阴曰阳，曰柔曰刚，幽显既位，寒暑弛张，生生化化，品物咸章。"

《素问·天元纪大论》云："夫变化之为用也，在天为玄，在人为道，在地为化，化生五味，道生智，玄生神。神在天为风，在地为木，在天为热，在地为火，在天为湿，在地为土，在天为燥，在地为金，在天为寒，在地为水，故在天为气，在地成形，形气相感而化生万物矣。"

《素问·宝命全形论》云："人以天地之气生，四时之法成。"

《素问·至真要大论》云："本乎天者，天之气也；本乎地者，地之气也。天地合气，六节分而万物化生矣。"

《素问·六微旨大论》云："气之升降，天地之更用也。"又云："升已而降，降者谓天，降已而升，升者谓地。天气下降，气流于地；地气上升，气腾于天。故高下相召，升降相因，而变作矣。"

《素问·六微旨大论》云："上下之位，气交之中，人之居也。故曰：天枢之上，天气主之；天枢之下，地气主之；气交之分，人气从之，万物由之。"

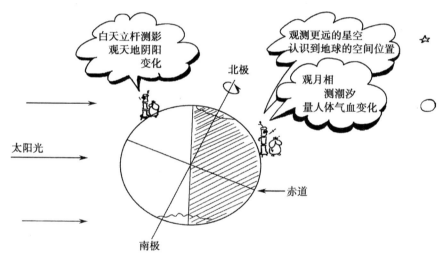

图 11　观天应象

5. 五虫生育

五运六气理论将自然界动物归类为五虫，并探讨了五虫的生育规律。

虫，泛指自然界中的动物。古人认为，虫有五种，羽虫、毛虫、介虫、鳞虫、倮虫，统称"五虫"。长羽的动物叫羽虫，长毛的动物叫毛虫，长介壳的动物叫甲介虫，长鳞甲的动物叫鳞虫，人类等身上无甲无鳞无壳、皮肤光滑的动物叫倮虫。

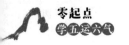

《大戴礼》云："有羽之虫，三百六十而凤凰为之长；有毛之虫，三百六十而麒麟为之长；有甲之虫，三百六十而神龟为之长；有鳞之虫，三百六十而蛟龙为之长；有倮之虫，三百六十而圣人为之长。"

王冰《玄珠密语》云："五虫者，即毛虫、羽虫、倮虫、甲虫、鳞虫是也。即以狮子为毛虫之长，应木也；凤凰为羽虫之长，应火也；人为倮虫之长，应土也；龟为甲虫之长，应金也；龙为鳞虫之长，应水也。此五者，总悉于万类也。"

司天、在泉会影响胎孕不育。每年各种不同的动物，有的能够受孕作胎而繁殖，有的却不能生育，表现不同，这是因为：六气和五种不同的虫类，有着生克制胜关系，气同则繁殖旺盛，气不同则相应的虫类就会出现衰减，这是自然规律，万物生化的常规。所以厥阴风木司天，毛虫安静，羽虫可以生育旺盛，介虫不能生成；厥阴风木在泉，毛虫生育旺盛，倮虫减少，羽虫不能孕育。少阴君火司天，羽虫安静，介虫生育旺盛，毛虫不能生成；少阴君火在泉，羽虫可以生育，介虫减少甚至不能孕育。太阴湿土司天，倮虫安静，鳞虫生育旺盛，羽虫不能生成；太阴湿土在泉，倮虫可以生育，鳞虫不能生成。少阳相火司天，羽虫安静，毛虫生育旺盛，倮虫不能生成；少阳相火在泉，羽虫生育旺盛，介虫减少，毛虫不能生成。阳明燥金司天，介虫安静，羽虫生育旺盛，介虫不能生成；阳明燥金在泉，介虫生育旺盛，毛虫减少，羽虫不能生成。太阳寒水司天，鳞虫安静，倮虫生育旺盛；太阳寒水在泉，鳞虫减少，倮虫不能生成。

《素问·五常政大论》云："岁有胎孕不育，治之不全，何气使然？岐伯曰：六气五类，有相胜制也，同者盛之，异者衰之，此天地之道，生化之常也。故厥阴司天，毛虫静，羽虫育，介虫不成；在泉，毛虫育，倮虫耗，羽虫不育。少阴司天，羽虫静，介虫育，毛虫不成；在泉，羽虫育，介虫耗不育。太阴司天，倮虫静，鳞虫育，羽虫不成；在泉，倮虫育，鳞虫不成。少阳司天，羽虫静，毛虫育，倮虫不成；在泉，羽虫育，介虫耗，毛虫不育。阳明司天，介虫静，羽虫育，介虫不成；在泉，介虫育，毛虫耗，羽虫不成。太阳司天，鳞虫静，倮虫育；在泉，鳞虫耗，倮虫不育。"

其原因与运气有关。六气所主对五虫生育有克制，每岁都有繁殖旺盛的，在泉之气克制所胜，司天受到所不胜之气制约。司天之气制约五色，在泉之气制约形质。五种虫类的盛衰变化，分别受司天在泉之气的影响。五虫孕育，表现不同，这是运气规律造成的，运气理论称为中根。根于外的情况也有五种情况，根据生化的不同，有五气、五味、五色、五类、五宜这五类。如果不能孕育生成的五运，再遇到不能孕育生成的六气，那么情况就会更严重。

《素问·五常政大论》云："诸乘所不成之运，则甚也。故气主有所制，岁立有所生，地气制己胜，天气制胜己，天制色，地制形，五类衰盛，各随其气之所宜也。故有胎孕不育，治之不全，此气之常也，所谓中根也。"

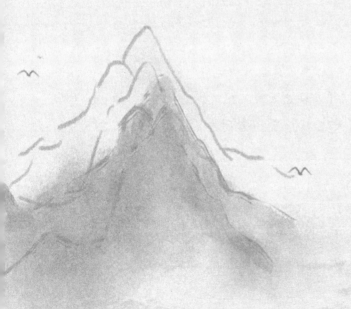

第六讲

五运六气的天地观

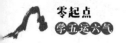

1. 天干化运

天干化五运：天干主五运之盛衰。六十年甲子中，甲己年化土运，乙庚年化金运，丙辛年化水运，丁壬年化木运，戊癸年化火运。

《素问·五运行大论》云："土主甲己，金主乙庚，水主丙辛，木主丁壬，火主戊癸。"

2. 地支化气

地支化六气（以三阴三阳应之）：即甲子中地支之六气变化。六气与十二支相配，称为"十二支化气"。巳亥之年化司天之气厥阴风木，子午之年化司天之气少阴君火，丑未之年化司天之气太阴湿土，寅申之年化司天之气少阳相火，卯酉之年化司天之气阳明燥金，辰戌之年化司天之气太阳寒水。

《素问·五运行大论》云："子午之上，少阴主之；丑未之上，太阴主之；寅申之上，少阳主之；卯酉之上，阳明主之；辰戌之上，太阳主之；巳亥之上，厥阴主之。"

3. 五气经天

五气经天是五运所见二十八宿之天象。五气是五行之气，即五运（小运），苍天之气为木运，丹天之气为火运，素天之气为金运，黅天之气为土运，玄天之气为水运。

《素问·五运行大论》云："《太始天元册》文，丹天之气经于牛女戊分，黅天之气经于心尾己分，苍天之气经于危室柳鬼，素天之气经于亢氐昴毕，玄天之气经于张翼娄胃。所谓戊己分者，奎壁角轸，则天地之门户也。"

传统对五气经天的解释："丹天之气"为红色，是火行所属的天气；"黅天之气"为黄色，是土行所属的天气；"素天之气"是白色，是金行所属的天气；"玄天之气"是黑色，为水行所属的天气；"苍天之气"为木行所属的天气。

王冰《玄珠密语·五运元通纪》云："自开辟乾坤，望见青气，横于丁壬，故丁壬为木运也；赤气横于戊癸，故戊癸为火运也；黄气横于甲己，故甲己为土运也；白气横于乙庚，故乙庚为金运也；黑气横于丙辛，丙辛为水运也。"

刘温舒根据王冰理论对五气经天作了进一步解释：丹天之气，经由西北方的牛、女、奎、壁四宿。丹，即红色，在五行属火。其相对应的是戊癸所在的方位，所以"戊癸化火"，主火运；黅天之气，经于心、尾、角、轸四宿。黅，黄色，在五行属土，对应甲己所在的方位，所以"甲己化土"，主土运；素天之气，经于亢、氐、昴、毕四宿。素，白色，在五行属金，对应乙庚所在的方位，所以"乙庚化金"，主金运；玄天之气，经于张、翼、娄、胃四宿。玄，黑色，五行属水，与丙辛所在的方位相应"丙辛化水"，主水运；苍天之气，经由危、室、柳、鬼四宿之上。苍，青色。五行属木，对应丁壬所在的方位，因此"丁壬化木"，主木运（图12）。

《素问运气论奥·论五天之气第十一》云："盖天分五气，地列五行，五气分流，散与其上，经于列宿，下合方隅，则命之以为五运。丹天之气，经于牛、女、奎、壁四宿之上，下临戊癸之位，立为火运。黅天之气，经于心、尾、角、轸四宿之上，下临甲己之位，立为土运。素天之气，经于亢、氐、昴、毕四宿之上，下临乙庚之位，立为金运。玄天之气，经于张、翼、娄、胃四宿之上，下临丙辛之位，立为水运。苍天之气，经于危、室、柳、鬼四宿之上，下临丁壬之位，立为木运。此五气所经，二十八宿与十二分位相临，则灼然可见，因此以纪五天，而立五运也。"

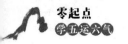
张介宾继承了王冰、刘温舒的观点，又从日躔二十八宿作了进一步解释。

《类经图翼·运气》云："予尝考周天七政躔度，列春分二月中，日躔壁初，以次而南，三月入奎娄，四月入胃昴毕，五月入觜参，六月入井鬼，七月入柳星张；秋分八月中，日躔翼末，以交于轸，循次而北，九月入角亢，十月入氐房心，十一月入尾箕，十二月入斗牛，正月入女虚危，至二月复交于春分而入奎壁矣。"

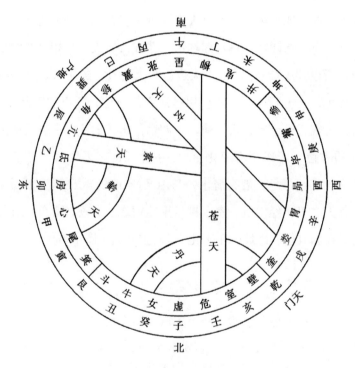

图 12　刘温舒五天气图

笔者认为，五气经天是五运（小运）的天象。《素问·五运行大论》在论述了天干化运、地支化气之后，接着论述五运（小运）的二十八宿天象背景。《素问·五运行大论》云："所谓戊己分者，奎壁角轸，则天地之门户也。"从这句话分析，五气经天就是论述的一年五季的五运运行规律。

需要进一步指出的是，刘温舒的五天气图是对《素问·五运行大论》所引《太始天元册》文的示意图，而非真实的二十八宿天象图。由于二十八宿在运行过程中有飘移，现代研究认为每71.6年移动1度。张介宾指出："中星者，所以验岁时之气候，每于平旦初昏，见于南方正午之位者是也，四时十二月以次而转。第在尧时天心建子，甲辰冬至，日次虚宿；汉太初冬至，日次牵牛，唐大衍冬至，日次南斗；宋至今冬至，日次南箕。"公元85年颁布的东汉四分历，纠正了冬至点在牵牛初度的错误，给出了新测值。研究认为：冬至点在牵牛初，实际不是太初历而是三统历的数据，三统历的数据与《淮南子·天文训》所列完全相同。《后汉书·律历中》云："太初历斗二十六度三百八十五分，牵牛八度。"《大衍历议·日度议》云："歆以太初历冬至日在牵牛前五度。"而刘温舒所作五天气图（五气经天图），冬至在虚宿，如不明真相，对初学者会多有误导。

4. 天门地户

《太始天元册》已经认识了天地阴阳升降规律，提出了"天地门户"的概念。

《素问·五运行大论》云："所谓戊己分者，奎壁角轸，则天地之门户也。"

戊为天门，乾之位也。己为地户，巽之位也。戊，为天门在西北的方位；己为地户，在东南的方位。

十干之中为什么独把戊己作为天门、地户呢？

戊己，五行属土，不主时，行周四季。戊，主三月，是阳土；己主九月，为阴土，是万物生、成的时候，也是阴阳之气消长的节点。自奎、壁戊位开始，天门打开，阳气日渐盛；自角、轸己位开始，地户打开，阴气渐

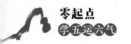
长。因此，从一定意义上说，天门、地户为阴阳之气出入的枢纽，也是气候运转变化的节点。

戊位为天门，己位为地户。就方隅的卦爻来说，天门在乾位，地户在巽位。乾在西北之间的戊位，巽在东南之间的己位，西北之间天气不足，东南之间，地气不足，犹如屋舍，在缺口处设有门户，故天气不足的缺处称为天门，地气不足的缺处称为地户。明代张介宾对天门、地户的解释颇为精当。

《类经图翼·运气》云："日之长也，时之暖也，万物之发生也，皆从奎壁始；日之短也，时之寒也，万物之收藏也，皆从角轸始。故曰春分司启，秋分司闭。夫既司启闭，要分门户而何？然自奎壁而南，日就阳道，故曰天门；角轸而北，日就阴道，故曰地户。"

现代解释：天门、地户是根据太阳在黄道上运行的位置以时令气候变化命名的。当太阳的周年视运动位于奎、壁二宿戊分时，时值春分，正当由春入夏，是一年之中白昼变长的开始，也是温气流行、万物复苏生发的时节，故曰天门，言阳气开启。当太阳的周年视运动位于角、轸二宿巽位己分时，时值秋分，正当由秋入冬，是一年白昼变短的开始，又是清凉之气流行，万物收藏的时节，故曰地户，言阳气始敛。所谓春分开启，秋分司闭，有门户之意，故将奎、壁二宿称为天门，将角、轸二宿称为地户。说明十干统运中的五气经天理论是建立在天文知识基础上的，并以天文背景为客观依据。古人以二十八星宿为标识，运用干支划分时空区域，来观测天象，候察五气，从而揭示五运六气的运行规律。

5. 二至二分

阴阳分三阴三阳，两阳相合为阳明，两阴交尽为幽，幽明历寒暑，分至气异同，乃天地运行之规律。二至是指夏至和冬至，二分是指春分和秋分，二至、二分体现了天地阴阳的离合（图13）。

《素问·至真要大论》云："帝曰：幽明何如？岐伯曰：两阴交尽故曰幽，两阳合明故曰明。幽明之配，寒暑之异也。帝曰：分至何如？岐伯曰：气至之谓至，气分之谓分，至则气同，分则气异，所谓天地之正纪也。"

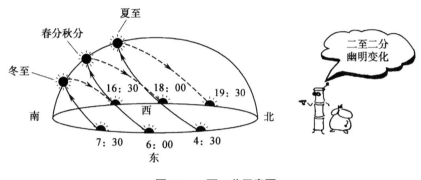

图 13　二至二分示意图

6. 天地运动

天地运动是有规律的，《黄帝内经》以五运六气理论来展现。五运分大运和小运，大运是岁运，以木、火、土、金、水之序，5 年一个循环，以太过、不及 10 年为一个周期；小运指一年中的五运，有主、客之分。大运、小运理论由金元医家刘完素提出。天之六气在一年之中分六步，循环往复。天气左行，地气右行，环周而不息。六气分主客，主客气协同，展现气象变化规律。天地之气分司天、在泉和间气。

《素问·天元纪大论》云："所以欲知天地之阴阳者，应天之气，动而不息，故五岁而右迁；应地之气，静而守位，故六期而环会，动静相召，上下相临，阴阳相错，而变由生也……周天气者，六期为一备；终地纪者，五岁为一周。"

是说地之阴阳规律应天气，五年而变化；天之阴阳六气应地气，在一年之中分六步运行；天地之气运动不息，互相影响，产生自然界万物的变化。

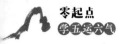

气的升降，是天气和地气相互交感作用，地气上升到极点就要下降，下降是天气的作用；天气下降到极点就要上升，上升是地气的作用。天气下降，流荡于大地；地气上升，蒸腾于天空。由于天气和地气上下交感，升降互因，这就产生了自然界的各种变化。

《素问·六微旨大论》云："帝曰：其升降何如？岐伯曰：气之升降，天地之更用也。帝曰：愿闻其用何如？岐伯曰：升已而降，降者谓天；降已而升，升者谓地。天气下降，气流于地；地气上升，气腾于天。故高下相召，升降相因，而变作矣。"

7. 气交运动

天气下降，地气上升，交互运动，形成气交，形成自然界气令变化。说明万物的变化是由天地之气的气交运动而产生。

《素问·六元正纪大论》云："岁半之前，天气主之，岁半之后，地气主之，上下交互，气交主之，岁纪毕矣。"

《素问·六元正纪大论》云："天气不足，地气随之，地气不足，天气从之，运居其中而常先也。恶所不胜，归所同和，随运归从而生其病也。"

8. 四季气行

春气生于东方，由东向西运行；夏气生于南方，由南向北运行；秋气生于西方，由西向东运行；冬气生于北方，由北向南运行。春气发生，自下而上升；秋气收敛，自上而下降；夏季为火，从里而布散于外；冬季严寒，从表而入藏于里。从地气的发生规律来看，春气生于左方，秋气生于右方，冬气生于北方，夏气生于南方，这就是四时气候的正常变化。高山之顶，气候寒冷、冬气常在；低洼之地，气候温暖、春气常存。

《素问·六元正纪大论》云："春气西行，夏气北行，秋气东行，冬气南行。故春气始于下，秋气始于上，夏气始于中，冬气始于标。春气始于左，秋气始于右，冬气始于后，夏气始于前。此四时正化之常。故至高之地，冬气常在，至下之地，春气常在，必谨察之。"

9. 天气运动

六气运动所产生的自然界风、热、火、湿、燥、寒六种气化，也称六元，为本气，以三阴三阳标识；六元有表里之气，称为中气。本气、中气随六气运行在不同的时期表现出不同的气化特征。

本气的运行规律在一年之中分为六步：初之气为厥阴风木，二之气为少阴君火，三之气太阴湿土，四之气为为少阳相火，五之气为阳明燥金，终之气为太阳寒水，各主 60.875 天，以成一岁。本气的运行规律遵循了三阴三阳的次序，先阴后阳，从少至多。六步本气称为客气，随年运的不同而岁岁不同。

按照天之六气的运动顺序，就产生了时令的盛衰变化，这些变化可以用圭表察看日影的长度来观测，这是以面北观来测定的。少阳的上面，火气主司，中气是厥阴；阳明的上面，燥气主司，中气是太阴；太阳的上面，寒气主司，中气是少阴；厥阴的上面，风气主司，中气是少阳；少阴的上面，热气主司，中气是太阳；太阴的上面，湿气主司，中气是阳明。风寒暑湿燥火是本气，本气下面是中气，中气的下面，是三阴三阳标气。由于六气有标、本、中气的不同，反映出来的气象也不一样。

《素问·六微旨大论》云："帝曰：愿闻天道六六之节盛衰何也？岐伯曰：上下有位，左右有纪。故少阳之右，阳明治之；阳明之右，太阳治之；太阳之右，厥阴治之；厥阴之右，少阴治之；少阴之右，太阴治之；太阴之右，少阳治之。此所谓气之标，盖南面而待也。故曰，因天之序，盛衰之时，移光定位，正立而待之。此之谓也。"又云："少阳之上，火气治之，

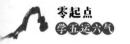

中见厥阴；阳明之上，燥气治之，中见太阴；太阳之上，寒气治之，中见少阴；厥阴之上，风气治之，中见少阳；少阴之上，热气治之，中见太阳；太阴之上，湿气治之，中见阳明。所谓本也，本之下，中之见也，见之下，气之标也，本标不同，气应异象。"

10. 地气运动

地气的运行随六气而应，一年之中也分为六步：初之气为厥阴风木，二之气为少阴君火，三之气为少阳相火，四之气为太阴湿土，五之气为阳明燥金，终之气为太阳寒水，各主 60.875 天，以成一岁。遵循五行相生规律，按木、火、土、金、水相生之序运行，称为主气。地气静而守位，岁岁不变，周而往复，体现了正常的气令特征。

天地（客、主）之气互相作用，形成六气，体现自然界气象多变的特点。地气与六气主时的位置是这样相应的：清明之后，是少阴君火所主司的位置；少阴君火的右面，行一步，是少阳相火主司的位置；再行一步，是太阴湿土主司的位置；再行一步，是阳明燥金主司的位置；再行一步，是太阳寒水主司的位置；再行一步，是厥阴风木主司的位置；再行一步，又重回少阴君火主司的位置。相火的下面，有水气承制；水气的下面，有土气承制；土气的下面，有风气承制；风气的下面，有金气承制；金气的下面，有火气承制；君火的下面，有阴精承制。

《素问·六微旨大论》云："愿闻地理之应六节气位何如？岐伯曰：显明之右，君火之位也；君火之右，退行一步，相火治之；复行一步，土气治之；复行一步，金气治之；复行一步，水气治之；复行一步，木气治之；复行一步，君火治之。相火之下，水气承之；水位之下，土气承之；土位之下，风气承之；风位之下，金气承之；金位之下，火气承之；君火之下，阴精承之。"

11. 岁运的运动

岁的运动为岁运，也称中运、大运，体现了地球绕太阳公转运动，地球绕太阳运行一圈，为一岁。岁运以木、火、土、金、水五运表示，用角、徵、宫、商、羽五音表达，根据每岁阴阳属性不同，分为太过和不及，按五行每5年运行一周，按太过、不及天干十年一个周期，六十年甲子为一个循环。

岁运升降，按照五行相生之序，正常有序的运动，分平气、太过与不及，表现至（不至）而至、至而不至的气候特点，岁运不能正常有序的运动，来年之气候特点不能表现出来，仍然表现往年的气候特点，来年气候特征不显则称为升之不前，往年气候特征仍在则为降之不下。

《素问·刺法论》云："五运之至，有前后与升降往来。"又云："升降不前，气交有变，即成暴郁……升之不前，即有甚凶也。"

12. 主运运动

一岁之中，地球绕太阳公转，在不同的季节的运行轨迹，表现出不同的气令特征，以木、火、土、金、水表示，称为主运。以角、徵、宫、商、羽五音为标识，因此，五季的不同气令特征以五行指代，五季的各种变化，与五行相属，五季对人体脏腑的影响以五行相联，就形成了中医学的特殊理论体系——五运理论体系。

主运五步是固定不移的，体现五季的气令特征。按天干阴阳而定太少，太少有相生规律。

《类经图翼》云："盖太者属阳，少者属阴，阴以生阳，阳以生阴，一动一静，乃成易道。故甲以阳土，生乙之少商；乙以阴金生丙之太羽；丙以阳水，生丁之少角；丁以阴木，生戊之太徵；戊以阳火，生己之少宫；己以阴土，生庚之少商；庚以阳金，生辛之少羽；辛以阴水，生壬之太角；壬以阳

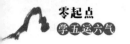
木，生癸之少徵；癸以阴火，复生甲之太宫。"

13. 客运运动

由于岁运的运动，其运动轨迹年年不同，五季中的气令特点各异。古人发现，五季的气令特点也有规律，其规律与年干相关。每年年干的五行属性与初运的五行属性相同，据此，以每年年干五行属性定为初运，推求出全年的五运，定义为客运。体现了地球公转的不同季节中特殊气令规律。

可以说，五运更多地表现气候特征，六气更多地表现气象特征，气候与气象构成气令。古人将岁运称为大运，一年之中主运、客运为小运，那么大运是不同年份的气候特征，小运是每年之中不同季节的气候特征。而一年之中的十二个月，两个月构成一气，一气之中，分为初、中；六气体现了每个月的气象特征。

14. 司天在泉

古人发现，在天体运行过程中，上半年主要表现出三之气的气象特征，故以三之气名曰司天，下半年主要表现终之气的气象特点，以终之气为在泉。

天地乃万物之上下，阴阳在其间运行不息。上为司天，为天气；下为在泉，为地气。司天在上，在泉在下，各有自己的位置，左右有四个间气，也各有规律。所以少阳的右面，阳明主司；阳明向右，太阳主司；太阳的右面，厥阴主司；厥阴向右，少阴主司；少阴向右，太阴主司；太阴的右面，少阳主司。

研究天气运行要以面北观，研究地气运动要以面南观。所谓面南、面北，非面向南北也。面北是先天之象观，源于河图、先天八卦的方法；面南是后天之象观，源于洛书、后天八卦的方法。

面北命其位所得为不同年份的司天之气运行规律：厥阴、少阴、太阴、少阳、阳明、太阳，左右运行，循环往复。

面南命其位所得为不同年份的在泉之气运行规律：少阳、阳明、太阳、厥阴、少阴、太阴，与司天相对应。

左右为司天在泉之气的运行规律，经云"阴阳之道路"。如果单看司天之气的运行规律，与每岁中主气六步规律一致，在一岁之中，如果司天之气为厥阴风木，则其左右间气分别为少阴君火、太阳寒水；与之对应的在泉之气是少阳相火，其左右间气分别为阳明燥金和太阴湿土。这样就构成了一岁之中六气客气的运行规律。

《素问·五运行大论》云："帝曰：善。论言天地者，万物之上下，左右者，阴阳之道路，未知其所谓也。岐伯曰：所谓上下者，岁上下见阴阳之所在也。左右者，诸上见厥阴，左少阴右太阳；见少阴，左太阴右厥阴；见太阴，左少阳右少阴；见少阳，左阳明右太阴；见阳明，左太阳右少阳；见太阳，左厥阴右阳明。所谓面北而命其位，言其见也。帝曰：何谓下？岐伯曰：厥阴在上则少阳在下，左阳明右太阴；少阴在上则阳明在下，左太阳右少阳；太阴在上则太阳在下，左厥阴右阳明；少阳在上则厥阴在下，左少阴右太阳；阳明在上则少阴在下，左太阴右厥阴；太阳在上则太阴在下，左少阳右少阴。所谓面南而命其位，言其见也。"又云："上者右行，下者左行，左右周天，余而复会也。"

《素问·阴阳应象大论》云："天地者，万物之上下也；阴阳者，血气之男女也；左右者，阴阳之道路也；水火者，阴阳之征兆也；阴阳者，万物之能始也。"

五运六气理论认为，司天、在泉统主一年气化，司天主上半年气化，阳长阴消；在泉主下半年气化，阳消阴长。

《素问·六元正纪大论》云："岁半之前，天气主之，岁半之后，地气主之。"

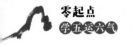

五运体现了天地之气的共同运动，大运体现了全年总的气候特征，小运体现了五季的气候特征，司天体现了上半年的气令特征，在泉体现了下半年的气令特征，六气是天气、地气的各自运动而表现出的不同节气的气象特征。

（1）司天在泉升降

司天之气被中运所克制，而不能迁正，为升之不前。在泉之气被中运所克制，不能降之于地，为降之不下。

《素问·本病论》云："气交有变，是为天地机，但欲降而不得降者，地窒刑之。又有五运太过，而先天而至者，即交不前，但欲升而不得其升，中运抑之，但欲降而不得其降，中运抑之。于是有升之不前，降之不下者，有降之不下，升而至天者，有升降俱不前，作如此之分别，即气交之变，变之有异，常各各不同，灾有微甚者也。"

（2）迁正、退位

迁正：指上一年的司天左间在今年迁移为司天三之气，上一年的在泉左间在今年迁为在泉行令。

不迁正：指未按时轮值为司天或在泉的情况。如应值司天之气，不能按时主值。

退位：指司天和在泉之气的退移。正常情况下，上一年的司天退居今年司天之右间，上一年在泉退居今年在泉之右间。

不退位：为上一年的司天之气太过，应让位而仍居原位。这种情况下，左右间气也应升不升，应降不降，使整个客气运行的规律失常。

《素问·刺法论》云："司天未得迁正，使司化之失其常政……太阳复布，即厥阴不迁正……厥阴复布，少阴不迁正……少阴复布，太阴不迁正……太阴复布，少阳不迁正……少阳复布，则阳明不迁正……阳明复布，太阳不迁正。"

《素问·本病论》云："正司中位，是谓迁正位，司天不得其迁正者，即前司天以过交司之日。即遇司天太过有余日也，即仍旧治天数，新司天未得迁正也。"

《素问·刺法论》云："气过有余，复作布正，是名不退位也。使地气不得后化，新司天未可迁正，故复布化令如故也。"

《素问·本病论》云："谓其上下升降，迁正退位，各有经论，上下各有不前，故名失守也。是故气交失易位，气交乃变，变易非常，即四时失序，万化不安，变民病也。"

15. 间气升降

间气指司天、在泉左右之气。客气有六，除司天、在泉二气之外，其余四气皆为间气。

升：指客气的在泉之气的右间至下一年升为司天的左间，间气上升。

降：指客气的司天之气的右间至下一年降为在泉之气的左间，间气下降。

升降不前：升与降指客气六步的上升和下降。升降不前则是左右四间气当升不升，应降不降。如果上一年的司天或在泉不退位，仍表现上一年的气象特征，则下一年的司天或在泉不能迁正，影响左右间气的升降。其产生机制是由于岁运的太过不及，"未至而至"和"至而不至"所致。

16. 运气交接

五运六气的交运时刻自古就有争论，关于交运时刻的学说主要有三种：起于立春说（含正月朔日）、起于大寒说、起于冬至说。

大寒说、立春说出自王冰《重广补注黄帝内经》，同书中出现了立春说和大寒说，在理论上没有形成统一，后王冰作《玄珠密语》，立倡大寒说。

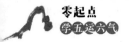

桂林古本《伤寒杂病论》也从大寒起始理论。

以正月朔日为正岁的起始时刻，可与立春同为一说，是《黄帝内经》原文给出的标准答案，为尊经的后世医家所推崇。

起于冬至说最早见于《难经》，明代汪机从杨子建交六气之日说，认为六气交于冬至日。

当代运用较多的是大寒为交接日。运气交接可能与地球公转运动相关，不同地域也有影响，应用过程中要结合实际（图14）。

《素问·六微旨大论》云："天气始于甲，地气治于子，子甲相合，命曰岁立，谨候其时，气可与期。"

《素问·六元正纪大论》云："夫六气者，行有次，止有位，故常以正月朔日平旦视之，睹其位而知其所在矣。运有余，其至先，运不及，其至后，此天之道，气之常也。运非有余非不足，是谓正岁，其至当其时也。"

《难经·七难》云："冬至之后，得甲子少阳旺，复得甲子阳明旺，复得甲子太阳旺，复得甲子太阴旺，复得甲子少阴旺，复得甲子厥阴旺。"

桂林古本《伤寒杂病论·六气主客》云："初气始于大寒，二气始于春分，三气始于小满，四气始于大暑，五气始于秋分，终气始于小雪，仍终于大寒。"

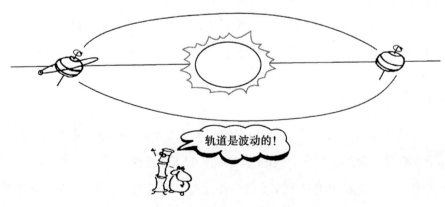

图14　运气交接与地球公转运动有关

17. 至与不至

六气有的随时令到了而到来，有的时令到了而不到，有的时令未到而六气却先到了，这是因为时令到了而相应的六气也到的，这是正常的和平之气；时令虽到而相应的六气迟迟不到的，这是应来之气不及；时令尚未到来而相应的六气却提前到来的，这是应来之气太过的原因。

时令已到而六气不到，或者时令未到而六气先到，其后果是：时令与六气相应同时到来的，为顺；否则为逆。逆就要发生反常的变化，反常的变化就会引发疾病。

时令与六气相应，会有哪些表现可以从物候的生长表现反映，从人体的脉象的变化也可以表现出来。

《素问·六微旨大论》云："帝曰：其有至而至，有至而不至，有至而太过，何也？岐伯曰：至而至者和；至而不至，来气不及也；未至而至，来气有余也。帝曰：至而不至，未至而至如何？岐伯曰：应则顺，否则逆，逆则变生，变则病。帝曰：善。请言其应。岐伯曰：物生其应也，气脉其应也。"

18. 太过、不及和平气

（1）太过

年干属阳为太过，表明该运气化特点偏盛。

岁运太过的气令变化规律是本运之气盛，本气流行而所胜之气被抑制。

岁运太过对人体疾病的影响：除病及本脏，还能影响所胜之脏病变，甚则出现复气，而见所不胜之脏病变。如金运太过之年，常见肺、肝之病，甚则可见心病。

《素问·气交变大论》云："岁木太过，风气流行……岁火太过，炎暑流行……岁土太过，雨湿流行……岁金太过，燥气流行……岁水太过，寒气流行。"

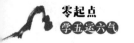

（2）不及

年干属阴为不及，说明该运气衰，不能抵御克制之气，气化特点表现为相克之运的气化。

五运不及的气令变化规律是本运之气衰，所不胜之气（胜气）大行。

岁运不及对人体疾病的影响：

1）岁运不及胜气亢，见所不胜之脏病。

2）己所胜乘而侮之，见所胜之脏病。

3）己所不胜侮而乘之，致本脏病发。

如木运不及，除可见本脏肝病外，还常见脾胃和肺病。

《素问·气交变大论》云："岁木不及，燥乃大行……岁火不及，寒乃大行……岁土不及，风乃大行……岁金不及，炎火乃行……岁水不及，湿乃大行。"

（3）平气

五运既非太过，又非不及，气令均和，此为平气之年。

1）运不及而得助：阴干之岁，得岁支与之属性相同的司天之气之助可平。如癸巳年，癸为火运不及，得巳火之助，转为平气。

2）运太过而被抑：阳干之岁受岁支与之属性相克的司天之气的制约可平。如戊辰年，戊为阳火，但辰年太阳寒水司天，水克火，转为平气。

3）干德符：大寒节为初运之始，若交运时刻之年干、月干、日干、时干相合，也可转为平气，称"干德符"。

《素问·六元正纪大论》云："帝曰：气至而先后者何？岐伯曰：运太过则其至先，运不及则其至后，此候之常也。帝曰：当时而至者何也？岐伯曰：非太过非不及，则至当时，非是者眚也。"

《素问·五常政大论》云："黄帝问曰：太虚寥廓，五运回薄，衰盛不同，损益相从，愿闻平气何如而名？何如而纪也？岐伯对曰：昭乎哉问也！木曰敷和，火曰升明，土曰备化，金曰审平，水曰静顺。帝曰：其不及奈何？岐伯曰：木曰委和，火曰伏明，土曰卑监，金曰从革，水曰涸流。帝曰：太过何谓？岐伯曰：木曰发生，火曰赫曦，土曰敦阜，金曰坚成，水曰流衍。"

《素问·六元正纪大论》云："运非有余非不足，是谓正岁，其至当其时也。"

张介宾在《类经图翼·五运太少齐兼化逆顺图解》曰："平气，如运太过被抑，运不及而得助也。"

19. 先天与后天

先天指太过，后天指不及。

"先天"，作"太过"或"早至"解，指气候"先天而至"，即"未至而至"，气候比季节来得早。

"后天"，指推后天时而至，亦即应至而不至，气候比季节来得晚。

《素问·六元正纪大论》云："凡此太阳司天之政，气化运行先天……凡此阳明司天之政，气化运行后天"。

《素问·六元正纪大论》云："故太过者化先天，不及者化后天。"《素问·气交变大论》亦云："太过者先天，不及者后天。"

20. 五运六气胜复

五运六气有胜复。胜指胜气，指本运和气的偏胜。复指复气，是指偏胜之气的所不胜之气，即制约偏胜之气的气。

岁运的胜复规律是气令自稳调控的自然现象，有一分胜气便有一分复气，复气的多少依据胜气的多少而定，微则复微，甚则复甚。

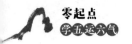

《素问·至真要大论》云："有胜有复，无胜则否。"

（1）五运胜复

1）太过之年，或同化或来复：太过之年，岁运之气为当胜之胜，若其不肆威刑，胜而不失常令，则所胜之气被同化。

《素问·五常政大论》云："不恒其德，则所胜来复，政恒其理，则所胜同化。"

2）不及之年，有胜必复：岁运不及，所不胜之气乘其不及，不召自来，恃强凌弱，当此之时，其自身的防御能力则减弱，则必然受到其不胜之气的报复。

《素问·五常政大论》所谓："乘危而行，不速而至，暴虐无德，灾反及之。"

胜气、复气是相对而言的，正常情况下，胜气亢，复气则来制约胜气，胜已而复，复已而胜，当胜气衰退，复气自然也就会终止。

（2）六气胜复

六气有主气、客气之分，主客又上下加临共同影响一年的气化。

1）主气：胜复承制是自然界气化的正常规律。

《素问·至真要大论》云："初气终三气，天气主之，胜之常也。四气尽终气，地气主之，复之常也。"

《素问·六微旨大论》"相火之下，水气承之；水位之下，土气承之；土位之下，风气承之；风位之下，金气承之；金位之下，火气承之；君火之下，阴精承之。"

主气为一年中六个阶段正常的主时之气，但其淫胜亢害，也会能影响气令变化，导致人体疾病的发生。

《素问·六微旨大论》云："亢则害，承乃制，制则生化，外列盛衰，害则败乱，生化大病。"

2）客气：客气运行于天，分为六步，动而不息，每岁右迁，六年一个小轮回，客气的流动性决定了其只可能在其主时之节的过亢才会有复气的可能，所以客气的胜复通常也不会表现出来。

3）客主之间的胜复：主气静而守位，主行地令；客气动而右迁，主行天令。客气与主气之间上下加临，必然会遇到相胜的时候，但这种相胜关系是短暂的，因为不论主气还是客气都有自己相应的时位，时位一过，这种相胜的状态就不复存在了。

《素问·至真要大论》云："客主之气，胜而无复。"

（3）胜复之变

胜复是自然气化的自衡机制，一般情况下不会发生气候的灾变及对人体产生不利的影响。但当这种自衡机制自我调节失常，其相对平衡的状态被打破时，则自然气令变化剧烈，甚至发生灾变，影响人体则有发生疾病的危险。在《素问·至真要大论》提到的胜复之变就有司天、在泉淫胜、邪气反胜、司天邪胜、六气相胜、六气之复、客主之胜复为病等多种情况。

（4）胜复之用

1）推断病情发展：胜复规律推断疾病的预后和发展。

《素问·脏气法时论》说："夫邪气之客于身也，以胜相加，至其所生而愈，至其所不胜而甚，至于所生而持，自得其位而起。"

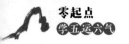

2）指导疾病的治疗：把握五运六气的胜复规律，指导临床治疗。胜气来临，至极人会生病；病气郁伏，复气就开始萌生；复气来临，是在胜气达到极点时开始发作；在复气所主时令会很厉害。胜气有轻重，复气也相应有多少；胜气和缓复气也就和缓，胜气不足的复气也就不足。

《素问·至真要大论》云："夫所胜者，胜至已病，病已愠愠，而复已萌也。夫所复者，胜尽而起，得位而甚，胜有微甚，复有少多，胜和而和，胜虚而虚，天之常也。"又云："夫气之胜也，微者随之，甚者制之，气之复也，和者平之，暴者夺之。皆随胜气，安其屈状，无问其数，以平为期。"

3）预防疾病的发生：根据胜复规律做出预防。

21. 郁发之气

郁发，即压抑至极而发作的意思。《素问·六元正纪大论》探讨了五运郁发，论述的是五运太过、不及的极致状态。五郁：指木郁、火郁、土郁、金郁、水郁。五运之气被胜气抑制后，郁而过极而发，称"郁发之气"。岁运太过，其所胜之气郁发，如岁金太过则制木，木气郁极而发，称为"木郁发之"。

以土郁为例说明。土气被木气过分抑制，土气被郁超过极限而成为复气发作：山岩峡谷震动，雷鸣气腾，尘埃飞扬，天昏地暗，一片黑黄。湿气上蒸化为白气，暴风骤雨降落于高山深谷之间，大雨落在岩石上面四处飞溅，洪水暴发，河水泛滥，山川、原野一片汪洋，汪洋之中的土丘、山岗好似牧马奔腾。复气发作，湿土之气敷布，天降时雨，万物生长收成。云气奔向降雨之处，霞光环绕着朝阳，山河之间出现雾霾，这是土郁发作的前兆，其时为四之气，太阴湿土主气。若见到云气横于天空山巅，或聚或散，忽生忽灭，浮游不定，便是土郁将发之先兆。

《素问·六元正纪大论》云："土郁之发，岩谷震惊，雷殷气交，埃昏黄黑，化为白气，飘骤高深，击石飞空，洪水乃从，川流漫衍，田牧土驹。化气乃敷，善为时雨，始生始长，始化始成。故民病心腹胀，肠鸣而为数后，甚则心痛胁膜，呕吐霍乱，饮发注下，胕肿身重。云奔雨府，霞拥朝阳，山泽埃昏，其乃发也，以其四气。云横天山，浮游生灭，怫之先兆。"

（1）郁发规律

1）郁极而发。

2）发作时间：常与当年六气六步有关，如土郁之发常在四之气，木郁之发没有固定的时间。

3）郁发而微甚：运太过者暴，不及者徐，暴者为病重，徐者为病持。

（2）治则

木郁达之，火郁发之，土郁夺之，金郁泄之，水郁折之，为郁甚致人体为病而设。

1）木郁达之：金乘木而郁，疏通畅达肝木是治标不治本，从本应畅达宣发肺金之气，以缓解被郁之肝木；此治则是在肝郁未发之治，如果肝木郁久而发，则木乘土，除了疏泄肝木，还要扶助脾土。

2）火郁发之：水乘火而郁，泻水，发散火邪，扶助肺金。

3）土郁夺之：木乘土而郁，夺木之旺，泻土之壅，扶助肾水。

4）金郁泄之：火乘金而郁，宣金之气，泄火之炎，扶助肝木。

5）水郁折之：土乘水而郁，泻土气，下水气扶助心火。

22. 标本中气

（1）标

标指三阴三阳，即厥阴、少阴、太阴，少阳、阳明、太阳。用以说明六气的盛衰和程度，标示六气变化规律。

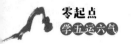

《素问·六微旨大论》云："愿闻天道六六之节盛衰何也？岐伯曰：上下有位，左右有纪。故少阳之右，阳明治之；阳明之右，太阳治之；太阳之右，厥阴治之；厥阴之右，少阴治之；少阴之右，太阴治之；太阴之右，少阳治之。此谓气之标，盖南面而待也。"

（2）本

本是自然界中的风、寒、暑、湿、燥、火六气。少阳司天，火气主治；阳明司天，燥气主治；太阳司天，寒气主治；厥阴司天，风气主治；少阴司天，热气主治；太阴司天，湿气主治。

《素问·天元纪大论》云："所谓本也，是谓六元。"

《素问·六微旨大论》云："因天之序，盛衰之时，移光定位，正立而待之。"

（3）中气

中气，是天气。用三阴三阳表示，与标气相应，互为表里，与标气阴阳相对。少阳司天，火气为本，中气为厥阴；阳明司天，燥气为本，中气为太阴；太阳司天，寒气为本，中气为少阴；厥阴司天，风气为本，中气为少阳；少阴司天，热气为本，中气为太阳；太阴司天，湿气为本，中气为阳明。中气是标气的表里之气，两者阴阳互制，维持天气动态平衡。

《素问·六微旨大论》云："本之下，中之见也，见之下，气之标也，本标不同，气应异象。"

23. 立年知气

《黄帝内经》强调立年知气，明确五运六气的运动规律，不明白这个道理，是不可以做医生的。

《素问·六元正纪大论》云："先立其年，以明其气。"

《素问·五常政大论》云："必先岁气，无伐天和。"

《素问·五运行大论》云："先应其年，以知其气，左右应见。"

《灵枢·五变》云："先立其年，以知其时，时高则起，时下则殆，虽不陷下，当年有冲通，其病必起，是谓因形而生病，五变之纪也。"

《素问·六节藏象论》云："不知年之所加，气之盛衰，虚实之所起，不可以为工矣。"

24. 五运阴阳

五运阴阳，是天地自然的大道，万物的规律，变化的根本，生死的本源，神妙莫测的归宿，万物生成谓化，物极则反谓变，阴阳变化不可预知，犹如神明。

《素问·天元纪大论》云："夫五运阴阳者，天地之道也，万物之纲纪，变化之父母，生杀之本始，神明之府也，可不通乎！故物生谓之化，物极谓之变，阴阳不测谓之神，神用无方谓之圣。"

《素问·阴阳应象大论》云："阴阳者，天地之道也，万物之纲纪，变化之父母，生杀之本始，神明之府也，治病必求于本。"

五运阴阳和阴阳的概念一致，是说明天地之道理、万物之规律，是事物运动变化、生长灭亡的根本，精神意识活动的源泉。

当代阴阳概念：特指人体内密切相关的相互对应的两类（种）物质及其机能属性。其中阳（又称阳气），是对具有温煦、兴奋、推动、气化等作用的物质及其机能属性的概括；阴（又称阴气），是对具有滋养、濡润、抑制、凝聚等作用的物质及其机能属性的概括。

比较三个阴阳概念，我们可以清楚地看到，《黄帝内经》对阴阳所定义的内涵和外延与当代认识之不同。

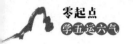

25. 生克乘侮

当代教材认为五行学说运用相生、相克理论，解释事物之间的广泛联系，其中相生、相克、生克制化理论，用于分析事物一般状态下的调节机制；而母子相及、相乘、相侮理论，用于解释事物特殊状态时的相互关系。

我们在六气主客加临时探讨客主之气的生克关系，在运气相合时探讨岁运与司天、在泉之间的关系，所用为生克关系。生克关系在五运六气理论中体现在承制关系以及客主加临、运气相合后的各种自然现象及其对人体发病的影响等方面。

五运六气理论中的乘侮关系则是指太过、不及年分的运气特点，其表现出的自然现象及其对人体发病的影响较平气之年更为显现，也是正常的调节机制，而非自然界事物的特殊状态。

《素问·六微旨大论》云："相火之下，水气承之；水位之下，土气承之；土位之下，风气承之；风位之下，金气承之；金位之下，火气承之；君火之下，阴精承之。"

《素问·五运行大论》云："气有余，则制己所胜而侮所不胜；其不及，则己所不胜侮而乘之，已所胜轻而侮之。"

26. 亢害承制

亢害承制是指天地之气的动态自稳平衡调节机制，五运与六气之间的互相制约，是保证自稳状态的基础，如平衡失常，则亢而为害，在人体则生化疾病。

《素问·六微旨大论》云："亢则害，承乃制，制则生化，外列盛衰，害则败乱，生化大病。"

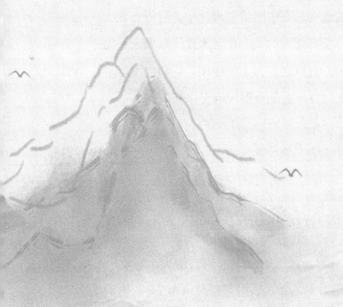

第七讲

五运六气的主时节律

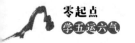

1. 岁运节律

在我国古代，岁与年是两个不同的概念。岁是指 365 天 5 小时 48 分 46 秒的太阳回归年，其实质是地球围绕太阳的运转周期；年是指 354 日余的太阴年，即十二个朔望月，实质为月亮围绕地球的运转周期，一个朔望月的平均长度约为 29.5306 日，十二个朔望月的长度约为 354.3672 日。我们知道，月球的自转和公转周期都是 27.32 日，是以恒星为参考的周期；一个朔望月的平均长度约为 29.5306 日，是以太阳为参考的日月会合周期，即朔望周期（月相变化周期）。五运六气理论是以岁为基础，但在具体论述时，年与岁混称。

张闻玉指出：古人心中的"岁"，是从冬至到下一冬至，共 365 日余，是阳历的一年。古人心中的"年"，是从正月朔到下次正月朔，共 354 日余，是阴历的一年。可知"岁"指回归年长度，"年"指与回归年长度接近的十二个朔望月的长度。

据此笔者认为，天气始于甲，很可能是指岁的开始，故有十天干；地气始于子，很可能为年的开始，故有十二地支。天地合气，甲子相合，形成六十甲子。根据对自然现象的观察，在中医运气理论中方有甲己化土，乙庚化金，丁壬化木，丙辛化水，戊癸化火的天干化运规律；以及子午之岁，上见少阴，丑未之岁，上见太阴，寅申之岁，上见少阳，卯酉之岁，上见阳明，辰戌之岁，上见太阳，巳亥之岁，上见厥阴的地支化气规律。

《月令》注疏中说："中数者，谓十二月中气一周，总三百六十五日四分之一，谓之一岁；朔数者，谓十二月之朔一周，总三百五十四日，谓之年。"郑玄曰："中数曰岁，朔数曰年。"

每岁之运气是起始于甲子，天气始于甲，地气始于子，子甲相合为岁立，每年各有所主。天气开始于冬至，所谓"冬至一阳生"，指的是天之阳气开始生长；地气开始于正月朔日，故十二节气从立春开始；大寒正位于冬至与立春之间，这可能是古人将运气交接时间设定在大寒的一个原因，同时也可能是运气交接时间有冬至说、大寒说、立春（正月朔日）说的一个原因。

《素问·六微旨大论》云："天气始于甲，地气治于子，子甲相合，命曰岁立，谨候其时，气可与期。"

《难经·七难》云："冬至之后得甲子，少阳王。"

《金匮要略》云："冬至之后，甲子夜半少阳起，少阳之时阳始生，天得温和。"

人要适应天地运行规律，必先掌握每年的运气变化规律，适应天地之气的常化和变化。医者必明岁运与气候对人体发病的影响。

《素问·五常政大论》云："必先岁气，无伐天和。"

《素问·五运行大论》云："子午之上，少阴主之；丑未之上，太阴主之；寅申之上，少阳主之；卯酉之上，阳明主之；辰戌之上，太阳主之；巳亥之上，厥阴主之。"

《素问·天元纪大论》云："子午之岁，上见少阴；丑未之岁，上见太阴；寅申之岁，上见少阳；卯酉之岁，上见阳明；辰戌之岁，上见太阳；巳亥之岁，上见厥阴。"

《素问·六元正纪大论》云："岁半之前，天气主之；岁半之后，地气主之。"

《素问·五运行大论》云："先立其年，以知其气，左右应见。"

《灵枢·五变》云："先立其年，以知其时，时高则起，时下则殆，虽不陷下，当年有冲通，其病必起，是谓因形而生病，五变之纪也。"

《素问·六节藏象论》云："不知年之所加，气之盛衰，虚实之所起，不可以为工矣。"

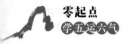

岁运节律有如下特点：

（1）每运主统1年，以五行相生之序，太过、不及交替。

（2）5年一循环。

（3）10年一个小周期。

（4）60年一个大周期。

《素问·六微旨大论》云："帝曰：愿闻其岁候何如？岐伯曰：悉乎哉问也！日行一周，天气始于一刻，日行再周，天气始于二十六刻，日行三周，天气始于五十一刻，日行四周，天气始于七十六刻，日行五周，天气复始于一刻，所谓一纪也。是故寅午戌岁气会同，卯未亥岁气会同，辰申子岁气会同，巳酉丑岁气会同，终而复始。"

《素问·六节藏象论》云："黄帝问曰：余闻天以六六之节，以成一岁，人以九九制会，计人亦有三百六十五节，以为天地久矣，不知其所谓也？岐伯对曰：昭乎哉问也！请遂言之。夫六六之节、九九制会者，所以正天之度，气之数也。天度者，所以制日月之行也；气数者，所以纪化生之用也。天为阳，地为阴，日为阳，月为阴，行有分纪，周有道理，日行一度，月行十三度而有奇焉，故大小月三百六十五日而成岁，积气余而盈闰矣。立端于始，表正于中，推余于终，而天度毕矣。帝曰：余已闻天度矣，愿闻气数何以合之？岐伯曰：天以六六为节，地以九九制会，天有十日，日六竟而周甲，甲六复而终岁，三百六十日法也。夫自古通天者，生之本，本于阴阳，其气九州、九窍，皆通乎天气，故其生五，其气三，三而成天，三而成地，三而成人，三而三之，合则为九，九分为九野，九野为九藏，故形藏四，神藏五，合为九藏以应之也。"

2. 五运节律

（1）与五季相应

五运节律实指一岁五季节律，只是起始点不同。五运分主运和客运，以分主一年五季的气令不同变化，以角、徵、宫、商、羽分别建于木、火、土、金、水五运之上，根据五音之太、少，推主时五运的太过不及，表现自然气化规律。

五步主运　把一年分为五个季节：春、夏、长夏、秋、冬，分主五运，每运时间：365.25 日 /5 = 73 日 5 刻（表 9）。

表 9　五运起运时刻表

日行一周	日行二周	日行三周	日行四周
初刻	二十六刻	五十一刻	七十六刻
子、辰、申	丑、巳、酉	寅、午、戌	卯、未、亥

（2）非独主时

五运是木、火、土、金、水五行之气运行，各主一年，终而复始，并不是单独主某一时段。

《素问·天元纪大论》云："帝曰：愿闻五运之主时也何如？鬼臾区曰：五气运行，各终期日，非独主时也。"

3. 六气节律

风、寒、暑、湿、燥、火六气与三阴三阳相配，分为六步。

步：把一年中的二十四节气分为 6 个时段，每个时段为 1 步，所主时间是 60.875 天，反映各时段不同的气化特点。

六步：厥阴风木、少阴君火、少阳相火、太阴湿土、阳明燥金、太阳寒水。

《素问·天元纪大论》云："所谓步者，六十度而有奇，故二十四步积盈百刻而成日也。"

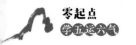

每步各主四个节气，共二十四节气。初之气主大寒、立春、雨水、惊蛰；二之气主春分、清明、谷雨、立夏；三之气主小满、芒种、夏至、小暑；四之气主大暑、立秋、处暑、白露；五之气主秋分、寒露、霜降、立冬，终之气主小雪、大雪、冬至、小寒。

六气分主气和客气。

主气年年不变，岁岁不移。初之气，厥阴风木；二之气，少阴君火；三之气，少阳相火；四之气，太阴湿土；五之气，阳明燥金；终之气，太阳寒水。

客气随年支的不同而变化，如客之往来，岁岁有变，反映三阴三阳之气变化，以说明一年二十四节气在不同年份、不同季节的特殊气化。以三阴三阳变化规律，周而复始之周期性变化，按六步气化排序：一阴厥阴风木，二阴少阴君火，三阴太阴湿土，一阳少阳相火，二阳阳明燥金，三阳太阳寒水。客气六步的名称：司天、在泉、左右二间气。

《素问·六微旨大论》云："上下有位，左右有纪，故少阳之右，阳明治之；阳明之右，太阳治之；太阳之右，厥阴治之；厥阴之右，少阴治之；少阴之右，太阴治之；太阴之右，少阳治之。"

《素问·天元纪大论》云："厥阴之上，风气主之；少阴之上，热气主之；太阴之上，湿气主之；少阳之上，相火主之；阳明之上，燥气主之；太阳之上，寒水主之。所谓本也，是谓六元。"

六气起始时刻（表10）

表10　天气六步交司时刻表

年支	初之气	二之气	三之气	四之气	五之气	终之气
	立春日	清明日	芒种日	立秋日	寒露日	大雪日

年支	初之气	二之气	三之气	四之气	五之气	终之气
子、辰、申	始初刻 终八十七 刻半	始八十七刻 六分 终七十五刻	始七十六刻 终六十二 刻半	始六十二 刻六分 终五十刻	始五十一刻 终三十七 刻半	始三十七刻 六分 终二十五刻
丑、巳、酉	始二十六刻 终十二刻半	始十二刻 六分 终百刻	始初刻 终 终八十七 刻半	始八十七刻 六分 终七十五刻	始七十六刻 终六十二 刻半	始六十二刻 六分 终五十刻
寅、午、戌	始五十一刻 终三十七 刻半	始三十七刻 六分 终二十五刻	始二十六刻 终十二刻半	始十二刻 六分 终百刻	始初刻 终 终八十七 刻半	始八十七刻 六分 终七十五刻
卯、未、亥	始七十六刻 终六十二 刻半	始六十二刻 六分 终五十刻	始五十一刻 终三十七 刻半	始三十七刻 六分 终二十五刻	始二十六刻 终十二刻半	始十二刻 六分 终百刻

《素问·六微旨大论》云："帝曰：愿闻其岁，六气始终，早晏何如？岐伯曰：明乎哉问也！甲子之岁，初之气，天数始于水下一刻，终于八十七刻半；二之气，始于八十七刻六分，终于七十五刻；三之气，始于七十六刻，终于六十二刻半；四之气，始于六十二刻六分，终于五十刻；五之气，始于五十一刻，终于三十七刻半；六之气，始于三十七刻六分，终于二十五刻。所谓初六，天之数也。乙丑岁，初之气，天数始于二十六刻，终于一十二刻半；二之气，始于一十二刻六分，终于水下百刻；三之气，始于一刻，终于八十七刻半；四之气，始于八十七刻六分，终于七十五刻；五之气，始于七十六刻，终于六十二刻半；六之气，始于六十二刻六分，终于五十刻。所谓六二，天之数也。丙寅岁，初之气，天数始于五十一刻，终于三十七刻半；二之气，始于三十七刻六分，终于二十五刻；三之气，始于二十六刻，终于一十二刻半；四之气，始于一十二刻六分，终于水下百刻；五之气，始于一刻，终于八十七刻半；六之气，始于八十七刻六分，终于七十五刻。所谓六

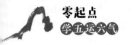

三，天之数也。丁卯岁，初之气，天数始于七十六刻，终于六十二刻半；二之气，始于六十二刻六分，终于五十刻；三之气，始于五十一刻，终于三十七刻半；四之气，始于三十七刻六分，终于二十五刻；五之气，始于二十六刻，终于一十二刻半；六之气，始于一十二刻六分，终于水下百刻。所谓六四，天之数也。次戊辰岁，初之气，复始于一刻，常如是无已，周而复始。"

4. 初中节律

初：指每步之前三十天，地气主司。

中：指每步后三十天，天气主司。

《素问·六微旨大论》云："何谓初中？岐伯曰：初凡三十度而有奇。中气同法。帝曰：初中何也？岐伯曰：所以分天地也。帝曰：愿卒闻之。岐伯曰：初者地气也，中者天气也。"

5. 二十四节气节律

二十四节气反映了物候变化规律，是自然界的物候坐标。二十八宿是天气坐标，二十四节气是地气坐标。

（1）二十四节气是六气六步的定时标志

六气分为六步，六气主气固定不变，分别是厥阴风木、少阴君火、少阳相火、太阴湿土、阳明燥金、太阳寒水。每步主四个节气，按照五行相生的顺序：初之气厥阴风木，主大寒、立春、雨水、惊蛰；二之气少阴君火，主春分、清明、谷雨、立夏；三之气少阳相火，主小满、芒种、夏至、小暑；四之气太阴湿土，主大暑、立秋、处暑、白露；五之气阳明燥金，主秋分、寒露、霜降、立冬；终之气太阳寒水，主小雪、大雪、冬至、小寒。

（2）二十四节气是五运六气交司时间的标志

六气六步交司时间：初之气交于大寒日，二之气交于春分日，三之气交于小满日，四之气交于大暑日，五之气交于秋分日，终之气交于小雪日。

天地之气各有起始，候之初可显于大寒。王冰指出：气至与不至，太过不及可相差十三天。立春之日是岁首之日，是五运起始之日。五运六气起始时刻不同，除了天地之气起始不同，还可能与各地经纬度不同有关。

《素问·五运行大论》云："正五气之各主岁尔，首甲定运。"

《重广补注黄帝内经素问·六节藏象论》王冰注云："候其年，则始于立春之日。"

《重广补注黄帝内经素问·六微旨大论》云："其有至而至，有至而不至，有至而太过，何也？"王冰注曰："皆谓天之六气也。初之气，起于立春前十五日，余二、三、四、五、终气次至，而分治六十日余八十七刻半。"

《重广补注黄帝内经素问·六节藏象论》云："未至而至，此谓太过，则薄所不胜，而乘所胜也，命曰气淫……至而不至，此谓不及，则所胜妄行，而所生受病，所不胜薄之也，名曰气迫。所谓求其至也，气至之时也。"王冰注："凡气之至，皆谓立春前十五日，乃候之初也。"

（3）二十四节气是五运六气的时间节律，并指导疾病防治

五运六气以二十四节气作为时间节律，研究物候、气令及对人体发病的影响规律（图15）。

《素问·六节藏象论》云："五日谓之候，三候谓之气，六气谓之时，四时谓之岁。"

张仲景论述了以二十四节气候四时正气与发病及发生瘟疫的预测方法。

桂林古本《伤寒杂病论·伤寒例》云："夫欲候知四时正气为病，及时行疫气之法，皆当按斗历占之……从霜降以后，至春分以前，凡有触冒霜露，体中寒即病者，谓之伤寒也。九月十月寒气尚微，为病则轻；十一月、

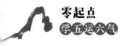

十二月寒冽已严，为病则重；正月、二月寒将渐解，为病亦轻……十五日得一气，于四时之中，一时有六气，四六名为二十四气。然气候亦有应至而不至，或有未应至而至者，或有至而太过者，皆成病气也。"

仲景又曰："二十四节气，节有十二，中气有十二，五日为一候，气亦同，合有七十二候，决病生死，此须洞解之也。"

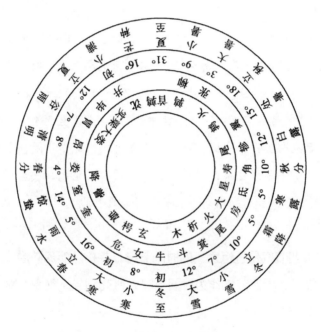

图15　二十四节气星纪图

（4）二十四节气的含义

夏至、冬至：表示炎热的夏天和寒冷的冬天到来，以圭表测影，夏至日白昼最长，冬至日白昼最短。

春分、秋分：两个节气又正处在立春与立夏、立秋与立冬之间，把春季与秋季各分两半。圭表测影，这两天昼、夜相等，昼夜平分。

立春、立夏、立秋、立冬：古代称为四立，立是开始的意思。自立春到立夏为春季，自立夏到立秋为夏季，自立秋到立冬为秋季，自立冬到立春为冬季，这四个节气是指春、夏、秋、冬四季的开始。

雨水：冬季已过，降雨开始，雨量开始逐渐增加了。

惊蛰：蛰是藏的意思。生物钻到土里冬眠过冬叫入蛰，回春后出土活动，古时认为是被雷声震醒的，所以称惊蛰。惊蛰时节，地温渐高，土壤解冻，正是春耕开始时。

清明：天气晴和，草木现青，处处清洁明净。

谷雨：降雨明显增加。越冬作物返青拔节，春播作物生根出苗，都需雨水润溉。取雨生百谷意。

小满：麦类等夏熟作物籽粒开始饱满，但未成熟。

芒种：小麦、大麦等有芒作物种子已经成熟，可以收割。又正是夏播作物播种季节。芒种又称"忙种"，指节气的农事繁忙。

小暑、大暑：开始炎热称小暑，最热的时候称大暑。

处暑：处是终止、躲藏之意。表示炎夏将去。

白露：处暑后气温降低快，夜间温度降低，露水凝结，呈现白露。

寒露：气温更低，露水更多，有时成冻露，故称寒露。

霜降：气候已渐寒冷，开始出现白霜。

小雪、大雪：入冬后开始下雪，称小雪。大雪时，地面可有积雪。

小寒、大寒：一年中最冷的季节。开始寒冷称小寒。最冷时节称大寒。

二十四节气在我国有一首广为流传的歌诀：

春雨惊春清谷天，

夏满芒夏暑相连，

秋处露秋寒霜降，

冬雪雪冬小大寒。

6. 昼夜节律

地球随太阳运动的自转，形成了昼夜，以分为阴阳。我们居住的半球面向太阳则为白天，阳气生发；背向太阳，则为夜晚，阳气潜藏。人体的阳气

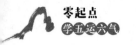
呈现阳光规律，因此我们在养生、防病、治病过程中，要顺应阳气的特点，适阴阳而安居处。人体发生的疾病，有旦慧、昼安、夕加、夜甚的特点，提示我们要预判疾病的发生发展变化规律，提前采取措施，以治未病。

古人用干支纪日，其方法与干支纪年的方法一样，每天用一对干支表示，每六十天为一个周期，由甲子日开始，按顺序先后排列。

《素问·生气通天论》云："故阳气者，一日而主外，平旦人气生，日中而阳气隆，日西而阳气已虚，气门乃闭。是故暮而收拒，无扰筋骨，无见雾露，反此三时，形乃困薄。"

《灵枢·顺气一日分为四时》云："夫百病者，多以旦慧、昼安、夕加、夜甚……春生、夏长、秋收、冬藏，是气之常也，人亦应之。以一日分为四时，朝则为春，日中为夏，日入为秋，夜半为冬。朝则人气始生，病气衰，故旦慧；日中人气长，长则胜邪，故安；夕则人气始衰，邪气始生，故加；夜半人气入脏，邪气独居于身，故甚也。"

7. 月节律

古人根据北斗斗柄由东向西转动指示位置来确定月份和节气，斗柄所指方位，以十二地支分建十二月，称之为"月建"。也称"斗纲月建"，简称"斗建"。所谓"建"就是指向的意思。"十二月建"意谓一年十二个月份中斗杓或斗衡指向十二个不同的地平方位。

张介宾曰："以斗纲所指之地，即节气所在之处也。"

《淮南子·天文训》云："帝张四维，运之以斗，月徙一辰，复返其所。正月指寅，十二月指丑，一岁而匝，终而复始。"

古代各国采用不同的历法，计有黄帝、颛顼、夏、殷、周、鲁古六历，都是"四分历"，即以365又1/4日为一回归年的历法。各历差别主要是岁首不同，黄帝、周、鲁三历建子（以十一月为岁首），殷历建丑（十二月），夏历建寅（正月），颛顼历建亥（十月）。公元前104年，汉武帝改古六历为太初历。正月建寅，二月建卯，三月建辰，四月建巳，五月建午，六月建未，七月建申，八月建酉，九月建戌，十月建亥，十一月建子，十二月建丑。《素问·脉解》《灵枢·阴阳系日月》皆言月建，谓正月建寅，即以正月为岁首，正是汉武帝"改正朔，易服色"，制定并颁布太初历的产物。

《素问·脉解》云："太阳所谓肿腰脽痛者，正月太阳寅，寅太阳也。"
《灵枢·阴阳系日月》云："寅者，正月之生阳也，主左足之少阳。"

古人用干支纪月，每个月的地支固定不变，正月为寅，二月为卯，依顺序排列，十二月为丑。

干支纪月要考虑当年的天干：当年天干是甲或己时，正月的天干是丙；当年天干是乙或庚时，正月的天干是戊；当年天干是丙或辛时，正月的天干是庚；当年天干是丁或壬时，正月的天干是壬；当年天干是戊或癸时，正月的天干是甲。

此规律古人用《五子元建日时歌》（金代何若愚撰，常山阎明广注，元代窦桂芳集《子午流注针经》）作了总结：

　　　　甲己之日丙作首，乙庚之辰戊为头，
　　　　丙辛便从庚上起，丁壬壬寅顺行求，
　　　　戊癸甲寅定时候，六十首法助医流。
　　即：
　　　　甲年、己年正月是丙寅；
　　　　乙年、庚年正月是戊寅；
　　　　丙年、辛年正月是庚寅；
　　　　丁年、壬年正月是壬寅；
　　　　戊年、癸年正月是甲寅。

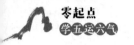

8. 季节律

《黄帝内经》中有四季、五季的不同概念，四季是根据天地阴阳消长规律而定，五季则是根据天体运行与五星定位、五行、五运规律而联属，五季与十月太阳历有关。

《鹖冠子·环流》云："斗柄东指，天下皆春；斗柄南指，天下皆夏；斗柄西指，天下皆秋；斗柄北指，天下皆冬。"

9. 甲子周期节律

甲子纪年用干支以纪年份，又称"六十甲子"。五运六气是以太初历、古四分历、十月太阳历为基础的，说明《黄帝内经》的理论形成过程经历了漫长的岁月，代有积累，仅从历法来讲，《黄帝内经》系统理论的形成和全书的完成应该是在汉武帝改太初历之后。

《素问·天元纪大论》云："天以六为节，地以五为制。周天气者，六期为一备；终地纪者，五岁为一周。君火以明，相火以位。五六相合而七百二十气，为一纪，凡三十岁；千四百四十气，凡六十岁，而为一周，不及太过，斯皆见矣。"

《素问·六微旨大论》云："天气始于甲，地气治于子，子甲相合，命曰岁立，谨候其时，气可与期。"

以一个天干和一个地支相配，天干在前，地支在后，天干由甲起，地支由子起，阳干对阳支，阴干对阴支，这样的组合共有六十对，可以不重复地记录六十年，六十年以后再从头循环，这样得到了一个以六十年为周期的甲子循环，称为"六十甲子"。我们可以用这种方法来纪年，称为干支纪年法。

10. 六气大司天节律

《黄帝内经》运气理论研究了 60 年甲子周期规律，后人将其扩大，形成了六气大司天理论，把运气理论中逐岁变化的司天之气扩大为 60 年为一变的大司天。

所谓六气大司天，即将《黄帝内经》60 年甲子周期扩大至整个宇宙时空以研究五运六气，借助天干地支符号作为推演工具，以天干纪年确定某一时间段的司天之气和在泉之气，以探讨该时间段的运气规律。

对"元"的记载在司马迁《史记·天官书》，在论及金星运行状况时有"其纪上元"之说。西汉刘歆在《三统历》中提出"三统两千三百六十三万九千四十，而复于太极上元"。

北宋哲学家邵雍作《皇极经世》，以"元会经世"理论以研究整个人类历史。邵雍的思想对后世哲学家、思想家、医学家都产生了影响。邵雍曰："元之元一，元之会十二，元之运三百六十，元之世四千三百二十。会之元十二，会之会一百四十四，会之运四千三百二十，会之世五万一千八百四十。运之元三百六十，运之会四千三百二十，运之运一十二万九千六百，运之世一百五十五万五千二百。世之元四千三百二十，世之会五万一千八百四十，世之运一百五十五万五千二百，世之世一千八百六十六万二千四百。"（《皇极经世·观物篇之六十》）。

明代韩懋、汪机、王肯堂、张介宾等人将其观点引入运气理论，至清代王丙、陆懋修逐步发展形成了六气大司天理论。

明代医家韩懋首次在运气理论提到了元会运世。《韩氏医通·绪论章第一》云："自开辟来，五气乘承，元会运世，自有气数，天地万物举不能逃。近世当是土运，是以人无疾而亦疾，此与胜国时多热不同矣。如俗称杨梅疮，自南行北，人物雷同，土湿生霉，当曰霉疮。读医书五运六气、南北二政，何以独止于一年一时，而顿忘世运元会之统耶！"此说后为汪机《运气易览》所引用。

王肯堂作"元会运世论"和"三元运气论"，全面将邵雍理论引入运气

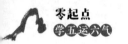

学说，并作"洛书三元九宫图"，以易理阐述运气之理。指出了天地阴阳之运气，《黄帝内经》之所载或有未备，并以元会运世理论分析了金元四大家之说之不同是因为同会而不同运所形成的，并提出研究运气学说，要"先立其元，而后明其气"的新观点。

张介宾也非常重视元会运世理论。他在《类经图翼》以邵雍《皇极经世》为依据，附"元会经世总数"。并指出："如一岁之统十二月，一月之统三十日，一日之统十二时，一时之统三十分；故一元之统十二会，一会之统三十运，一运之统十二世，一世之统三十年，而天地气运之道，盖乎此矣。惟是数之为学，圆通万变，大则弥纶宇宙，小则纤悉秋毫。"

明末清初医家费启泰（1590—1677 年）阐发、扩大了大运、小运的概念。《救偏琐言》云："天以阴阳而运六气。运有大小，小则逐岁而更，大则六十年而易。"以六十年为运的基本单位，去探讨更为广泛的运气规律是为大运。其在《救偏琐言·治痘须知大运论》中说："尝稽东垣一以保脾为主，河间一以滋阴为重，子和一以涤荡为先，皆能表于世，总得挈领提纲，故得一本万殊之妙。不则当年岂无岁气而各取其一耶？至于痘症，有独取于辛热，有得意于寒凉，有扼要于保元，是亦治痘之明手，何不见有逐年之分别耶？要知大运之使然，非三氏之偏颇也。"费氏认为："民病之应乎运气，在大不在小……病而于大小俱和，无论矣。有于大运则和岁气相违者，自从其大而略变其间也，此常理也。间有于小则和于大则违，更有于大运岁气俱违者，偶尔之变，亦当因其变而变应之。"

清代名医王丙（1733—1803 年）则在《黄帝内经》基础上，发展了六气大司天理论。《伤寒论附余》云："愚常思之，《黄帝内经》云：天以六为节，地以五为制，五六相合而七百二十气凡三十岁而为一纪，千四百四十气凡六十岁而为一周，不及太过斯可见矣。今宗斯训，扩而大之，以三百六十年为一大运，六十年为一大气，五运六气迭乘，满三千六百年为一大周。"

王丙的曾外孙陆懋修（1815—1887 年）继承了六气大司天之学并予以发扬。陆氏作《大司天三元甲子考》，排列了自黄帝八年到清同治三年的干支纪年序列，按照六气客气之序（厥阴、少阴、太阴、少阳、阳明、太阳），分别标记了各个甲子的司天、在泉之气，以 60 年为一气，一气为一元，分上中下三元，自黄帝八年起第一甲子下元，至今已历经七十九甲子。自 1984 年至 2043 年，处于第七十九甲子下元，为厥阴风木司天，少阳相火在泉。陆懋修并以此为依据，分析了历代医家的临床用药特点，明辨了医家流派的形成与六气大司天的关系。指出："由是而知仲景之用青龙、白虎汤也，以其所值为风火也；守真辟朱肱用温之误，申明仲景用寒之治，为三已效方，三一承气也，以其所值为燥火也；东垣以脾胃立论，专事升阳者，以其所值为寒湿也；丹溪以知柏治肾，专事补阴者，以其所值又为燥火也。明乎此，而知古圣昔贤著书立说，都是补偏救弊之人。"因此，他强调"欲明前人治法之非偏，必先明六气司天之为病。"至此，六气大司天理论研究达到了高潮。

《伤寒杂病论》成书以来，历代医家对五运六气治疗疾病都有不同的阐发，形成了我国各种医学流派，都与时代的运气特点有关。探讨不同时代的运气特点，五运六气理论发展形成了"六气大司天"理论。如刘完素提出"六气化火"，诸病"皆属于火"，用药主张"泻火"为主，考其所处时代背景正是燥金司天，君火在泉的燥火运中。朱震亨认为：湿、热、相火三气致病最多，立论重"相火"，提出"阳有余，阴不足"论，采用滋阴降火之法，其所处背景属少阴君火司天，阳明燥金在泉的火燥运中。

需要说明的是陆氏《大司天三元甲子考》更早见于 1802 年薛承基《伤寒经正附》，书末附"甲子会纪"。阮元序云："至讲五运六气，自黄帝甲子以来，历普其司天在泉之异，谓坡公值湿土寒水，故用圣散子而效；刘河间值燥火，故用寒凉而效；李东垣值寒湿，故补益脾阳；朱丹溪值火燥，故滋阴养血；张介宾值寒湿，故偏于温补；吴又可值燥火，故《瘟疫论》专用攻下。"陆懋修在《大司天三元甲子考》中云："明薛方山先生作《甲子会纪》，第一甲子起黄帝八年，至嘉靖四十三年为第七十二甲子。国朝陈榕门先生作《甲子纪元》因之。"

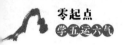

当代柯资能系统研究了明清医家如韩懋、费启泰及陆懋修等关于运气大周期的相关工作，指出六气大司天来自费启泰的经验总结，套用的是玄空的时空框架，与邵雍的周期并不合拍。柯氏等人借助前人权威的分析结果，对历代主要医家学术主张、用药偏好进行统计，发现处于一、二、五、六之气的医家主张与六气大司天契合的占 76.5%，处于三、四之气的仅 9.5% 契合。故而提出：假如用经过调整后的皇极经世大运改造大司天理论，即把 360 年当成一个"大年"，改陆懋修主张的客气顺序为主气顺序，按主气模式为"厥阴、少阴、少阳、太阴、阳明、太阳"，即对调三、四之气的次序。调整后：整体上用药主张与"大年"的六气主气明显相符的占 76.4%，说明"大年"的主气即相当于 24 节气的变化对疾病谱的大周期变化起主要作用。可见六气大司天理论解释一、二、五、六气相当成功但存在系统缺陷，可以通过改造融入调整后的皇极经世运气说之中。

第八讲

五运六气与临床

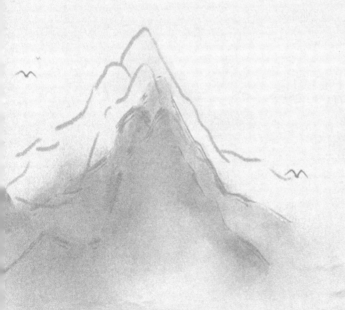

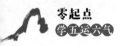

一、五运六气病象因机

1. 五运六气与发病

运气病：因五运六气运动而产生的各种疾病，称为运气病。如《素问·气交变大论》《素问·五常政大论》《素问·六元正纪大论》《素问·至真要大论》等论述了因运气原因发生的各种疾病。

（1）相得与不相得

相得：客主同气或相生，气令平和，不易发病。

不相得：客主相克，气令反常，容易发病。

《素问·五运行大论》云："上下相遘，寒暑相临，气相得则和，不相得则病。"

（2）顺逆

顺：客主相生或客胜主。顺则不易发病。

逆：主胜客。逆则容易发病。

《素问·至真要大论》云："主胜逆，客胜从。"

（3）二火相加

客主二气为少阴君火和少阳相火，君火、相火相加称为二火相加。

顺：君火加临相火（主气）之上，即少阴君火为司天，主气三之气为少阳相火。

逆：相火加临君火（主气）之上，即二之气客气为少阳相火加临主气少阴君火。

《素问·六微旨大论》云："君位臣，则顺，臣位君，则逆。逆则其病近，其害速；顺则其病远，其害微。所谓二火也。"

君位臣，指少阴君火为客气，少阳相火为主气，少阴君火加临少阳相火之上；臣位君，指少阴君火为主气，少阳相火为客气，少阳相火加临少阴君火之上。二火相加对气令变化和人体发病具有很大的影响。

（4）五运六气相合

五运、六气相互结合，以分析每年的气令变化特点，才能全面推求一年气化的正常变化和可能出现的异常变化。根据中运与司天、在泉之气的五行属性之异同，运气相合分为运气同化、运气异化、平气三类，通过运气相合可以对疾病的发生进行综合辨证。

运气同化：五运六气同类化合，共有天符、岁会、同天符、同岁会、太乙天符五种情况。运气同化之间没有克制胜复关系，气令有可能因此而形成单一的气令偏胜，而致"亢则害"的严重后果。

《素问·六微旨大论》云："天符为执法，岁位为行令，太一天符为贵人……中执法者，其病速而危；中行令者，其病徐而持；中贵人者，其病暴而死。"

运气异化：指岁运与司天之气的五行属性不同的年份，除了运气同化的二十六年，运气异化的年份有三十四年。运气异化分运盛气衰（小逆、不和）和气盛运衰（天刑、顺化）。

平气：指该年之运既非太过，又非不及。平气有岁运太过被司天所抑、岁运不及得司天之助、干德符三种。平气之年气令平和，流行性疾病较少，发病较为单纯。

关于平气、太过、不及之年的论述见于《素问·五常政大论》，但《黄帝内经》中没有具体论述观平气之方法，观平气之法为后世根据王冰《玄珠

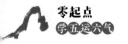

密语》整理。

（5）**综合发病**

辨明岁运、主运、客运、主气、客气、客主加临、逆从胜复、郁发关系等，综合运气相合，凡不合德化政令者，则为邪害，成为发病因素。

陈言曰："五运流行，有太过不及之异；六气升降，则有逆从胜复之差。凡不合于德化政令者，则为变眚，皆能病人。"

如有邪害，一般会相互存在，具有多种病机，临证要找综合作用后的主要病机，兼顾其他，原机活方。运气理论是以五脏为中心的辨机体制，临证还要考虑六腑、经络、气血阴阳及各种致病因素。

六气运化于天，人与万物以三阴三阳与之相应。当位则是正常的气化，不当位则是异常之变，是邪气产生之源。六气之运行开始于甲，与开始于子的地气相合，成为每岁之始，命为岁立，产生四时气象的变化，不当位则化生疾病。

《素问·六微旨大论》所说："非其位则邪，当其位则正。"
《素问·五运行大论》云："不当其位者病，迭移其位者病，失守其位者危。"

2. 运气体质

运气体质是指因五运六气因素影响所形成的人体体质。对于运气体质，《黄帝内经》有许多论述。

不同的体质在不同的时期对发病可能有特殊的易感性。如痰湿体质的人，如遇土运太过的年份，或太阴湿土为主要运气表现的节气，都易发病。

在运气体质辨证过程中，以出生日的干支来推求其体质与发病，其理由是人出生时体质受到运气因素的影响。除了要考虑出生时的运气影响，应该进一步推求其受精时的运气因素，还有十月怀胎过程中，每个月的运气都会对各个脏腑器官的发育产生影响；其父母、祖父母、外祖父母的运气体质基因都可能会对运气体质的形成有关联，体质还与遗传、情志、社会、发病时的各种因素密切相关，不能唯出生日的干支来推求体质与发病。根据出生年月日来推求人体体质的方法需要科学的研究。

《素问·厥论》云："春夏则阳气多而阴气少，秋冬则阴气盛而阳气衰。此人者质壮，以秋冬夺于所用，下气上争，不能复，精气溢下，邪气因从之而上也，气因于中，阳气衰，不能渗营其经络，阳气日损，阴气独在，故手足为之寒也。"

3. 环境体质

不同的地域环境对体质的形成有影响。《素问·异法方宜论》论述了不同地区的气候、地理特点及对人的体质、生活习惯、发病特点的影响：东方地区，天地之气开始生长之处，出产鱼盐，依海傍水。当地居民依靠鱼类生活，喜欢吃咸味的食品，安居乐业，鱼盐类为美食。过食鱼会使人体内积热，过食咸易伤血分。所以，当地人皮肤颜色黝黑，肌肉疏松，易患痈肿疮疡之类疾病。西方地区，出产金玉沙石，气候干燥清凉，天地现肃杀收引之象。民居山陵，风沙飞扬，天气肃杀。人们以皮毛为衣，细草为席，多食甘肥多脂之品，所以外邪不易侵入，发病多自内生。北方地区，气候严寒，天地之气闭藏，地势高，丘陵多。人们过着游牧生活，吃的多为乳类食品，内脏受寒易患脘腹胀满之类疾病。南方地区，天地阳气盛，地势低，多潮湿，雾气弥蒙。人们喜食酸味及发酵之品，皮肤腠理致密色红，多发生筋脉拘挛痹阻疾病。中央地区，地势平坦，气候湿润，天地万物繁荣茂盛。物产丰富，生活安逸，易患四肢痿弱、厥逆寒热之类疾病。

不同地域的人相貌各异，同一地域的人相貌相似，也可以说明地域对人

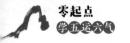

体体质有一定的影响。

《素问·异法方宜论》云:"故东方之域,天地之所始生也,鱼盐之地,海滨傍水,其民食鱼而嗜咸,皆安其处,美其食,鱼者使人热中,盐者胜血,故其民皆黑色疏理,其病皆为痈疡,其治宜砭石,故砭石者,亦从东方来。西方者,金玉之域,沙石之处,天地之所收引也,其民陵居而多风,水土刚强,其民不衣而褐荐,其民华食而脂肥,故邪不能伤其形体,其病生于内,其治宜毒药,故毒药者,亦从西方来。北方者,天地所闭藏之域也。其地高陵居,风寒冰冽。其民乐野处而乳食,脏寒生满病,其治宜灸焫。故灸焫者,亦从北方来。南方者,天地所长养,阳之所盛处也,其地下,水土弱,雾露之所聚也,其民嗜酸而食胕。故其民皆致理而赤色,其病挛痹,其治宜微针。故九针者,亦从南方来。中央者,其地平以湿,天地所以生万物也众,其民食杂而不劳,故其病多痿厥寒热,其治宜导引按蹻。故导引按蹻者,亦从中央出也。"

4. 运气象

五运六气也是以象为表现的,自然界气候、物候的变化都是五运六气象的反应,在人体也有明显的象反应,我们称之为"运气象"。如表现厥阴风木的六气特征时,人体可有情绪波动,烦躁易怒;表现阳明燥金时,人可有口干、口渴的表现。运气象可以通过症象、脉象、舌象等表现出来。

五运六气与人之脉象,不以数推以象谓之。因此,我们在辨天、地之气时,不以脉辨为主。

《素问·五运行大论》云:"天地阴阳者,不以数推以象之谓也……天地之气,胜复之作,不形于诊也。《脉法》曰:天地之变,无以脉诊。"

五运六气对人体脉象是有影响的,运气理论探讨了天地之气、四季阴阳变化对脉象的影响，提出了不应脉等理论，是中医脉象理论的重要组成部分。如六气到来的脉象在人体也是有所表现的：厥阴之气到来时脉象弦，少阴之气到来时脉象钩，太阴之气到来时脉象沉，太阳之气到来的脉象大而长，阳明之气到来时脉象短而涩，少阳之气到来时脉象大而浮。六气到来，脉象调和，是无病的平脉；六气到来，脉象过盛，就是有病的表现；六气到来，出现相反的脉象，也是有病的表现；六气到来，相应的脉象不显，也是有病的表现；六气未到，而相应的脉象提前出现，也是有病的表现；三阴主时见阳脉、三阳主时见阴脉，阴阳之脉象易位，是病情危重的表现。

《素问·至真要大论》云："厥阴之至其脉弦，少阴之至其脉钩，太阴之至其脉沉，少阳之至大而浮，阳明之至短而涩，太阳之至大而长。至而和则平，至而甚则病，至而反者病，至而不至者病，未至而至者病，阴阳易者危。"

随着四时气候的变迁人体脉象会有变化，一般来说春脉无沉象，夏脉无弦象，冬脉无涩象，秋脉无数象，如果气候与脉象无关联，叫作四塞。春脉过于沉是病脉，夏脉过于弦是病脉，冬脉过于涩是病脉，秋脉过于数是病脉，脉象参杂互见的是病脉，气候未去而脉象先去的是病脉，气候已去而脉象未去的也是病脉，脉象与气候相反的则是病危的死脉。

《素问·至真要大论》云："帝曰：其脉应皆何如？岐伯曰：差同正法，待时而去也。《脉要》曰：春不沉，夏不弦，冬不涩，秋不数，是谓四塞。沉甚曰病，弦甚曰病，涩甚曰病，数甚曰病，参见曰病，复见曰病，未去而去曰病，去而不去曰病，反者死。"

《黄帝内经》还提出了不应脉：脏气上从，即所在脏气上应于司天之气，掩盖了所在脏气本身的真象，表现出司天之气的脉象特征，是为脏气不

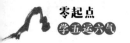

应。脏气不应本气而上从于司天之气，脉象不应脏气而应于天，是为不应脉。在五运六气辨证时，应明脉之应与不应，以助病证之辨。

《素问·至真要大论》云："北政之岁，少阴在泉，则寸口不应；厥阴在泉，则右不应；太阴在泉，则左不应。南政之岁，少阴司天，则寸口不应；厥阴司天，则右不应；太阴司天，则左不应。南政之岁，三阴在天，则寸不应；三阴在泉，则尺不应。左右同。"

5. 运气因

运气因是指因为五运六气运动而形成的发病原因。包括天地六淫、标本中气、伏邪、疫疠等乖戾之气，属于自然因素。

天时运气因素：根据五运六气理论，首先看客气对发病的影响，结合主气、客气、客主加临，联系主运、客运、司天、在泉、岁运、标本中气、初中、胜复、郁发等因素，结合临床实际，找出运气因素对发病的影响。

地域、地势因素：一般情况下，患者多为当地，不必刻意；如外地患者，要了解其所在地的位置，以区别与当地的运气影响；要了解患者的居住环境，如居住高层，环境会较低层偏于寒凉。

五运六气因素可以成为人体发病的诱发因素，为外因。运气因与外感既有联系又有区别，如果运气因素直接侵害人体而发病则为外感；如果因运气原因而影响人体疾病的加重或发生，是为诱因；五运六气因素形成的急性传染性疾病则为主因。

《素问·至真要大论》云："夫百病之生也，皆生于风寒暑湿燥火，以之化之变也。"

《素问·六元正纪大论》云："风胜则动，热胜则肿，燥胜则干，寒胜则浮，湿胜则濡泻。"

《素问·五运行大论》云："风伤肝……热伤气……湿伤肉……热伤皮

毛……寒伤血。"

《素问·六元正纪大论》云："先立其年以明其气……寒暑燥湿风火临御之化，则天道可见。"

6. 运气病机

五运六气因素造成的人体气血阴阳失调、五脏六腑偏胜、气机紊乱而致病之机是为运气病机。《黄帝内经》论述了五运六气影响人体发病之机，如司天在泉内淫而病、六气胜复之机、客主胜复之机、岁主脏害之机以及六气病机十九条等。本书以病机十九条为例加以阐述。

《素问·至真要大论》云："谨候气宜，无失病机。"

《素问·至真要大论》云："夫百病之生也，皆生于风寒暑湿燥火，以之化之变也。经言盛者泻之，虚者补之，余锡以方士，而方士用之，尚未能十全，余欲令要道必行，桴鼓相应，犹拔刺雪污，工巧神圣，可得闻乎？岐伯曰：审察病机，无失气宜。此之谓也。帝曰：愿闻病机何如？岐伯曰：诸风掉眩，皆属于肝；诸寒收引，皆属于肾；诸气膹郁，皆属于肺；诸湿肿满，皆属于脾；诸热瞀瘛，皆属于火；诸痛痒疮，皆属于心；诸厥固泄，皆属于下；诸痿喘呕，皆属于上；诸禁鼓栗，如丧神守，皆属于火；诸痉项强，皆属于湿；诸逆冲上，皆属于火；诸胀腹大，皆属于热；诸躁狂越，皆属于火；诸暴强直，皆属于风；诸病有声，鼓之如鼓，皆属于热；诸病胕肿，疼酸惊骇，皆属于火；诸转反戾，水液浑浊，皆属于热；诸病水液，澄澈清冷，皆属于寒；诸呕吐酸，暴注下迫，皆属于热。故《大要》曰：谨守病机，各司其属，有者求之，无者求之，盛者责之，虚者责之，必先五胜，疏其血气，令其调达，而致和平。此之谓也。"

病机十九条讨论的是六气病机，非六气主客病机，亦非五运病机。理由如下：

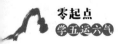

（1）通观全段，病机十九条上文接"审察病机，无失气宜"再上文接"夫百病之生也，皆生于风寒暑湿燥火，以之化之变也。"全段一体，说的是风、寒、暑、湿、燥、火六气之化之变所产生的病机。

（2）通观全篇，《素问·至真要大论》讨论了岁主、司天、在泉、天气之变、邪气反胜、六气相胜、六气之复、客主之胜复、六气标本中气等各种症状、发病之机和治则，六气主客胜复都已论述，故病机十九条不是六气主客病机。

（3）病机十九条分析

1）看上下，《素问·至真要大论》云："诸厥固泄，皆属于下；诸痿喘呕，皆属于上。"何为上、下？《素问·至真要大论》云："气之上下何谓也？岐伯曰：身半以上，其气三矣，天之分也，天气主之；身半以下，其气三矣，地之分也，地气主之。以名命气，以气命处，而言其病。半，所谓天枢也。故上胜而下俱病者，以地名之；下胜而上俱病者，以天名之"上指天气，故"诸痿喘呕，皆属于上。"即各种喘、呕、痿症，大都病发于天气。下指地气，故"诸厥固泄，皆属于下。"即各种厥逆、二便不通、二便失禁的病症，大都病发于地气。天地之气为发病之机。

2）看前六条，为六气之化的表现。何为化？化指化生，六气如果没有制约，可以化生疾病。《素问·至真要大论》云："诸风掉眩，皆属于肝；诸寒收引，皆属于肾；诸气膹郁，皆属于肺；诸湿肿满，皆属于脾；诸热瞀瘛，皆属于火；诸痛痒疮，皆属于心。"厥阴风木所化，表现眩晕、抽搐、振摇等症状，从于肝脏发病；太阳寒水所化，表现出寒冷收缩等症状，从于肾脏发病；阳明燥金所化，表现出各种气喘、气胀、气急、气上、胸闷、呼吸不利症状，从于肺脏发病；太阴湿土所化，表现出各种湿阻、浮肿、胀满症状，从于脾脏发病；少阳相火所化，表现出各种发热、昏蒙、抽搐症状，属于火的病机；少阴君火所化，表现出各种疼痛、疮疡、瘙痒症状，从于心脏发病。

3）看后十一条，则是六气之变的病机。何为变，变为转化，当六气超过了正常的限度，则向其深层、甚至相反转化。

属于风的病机一条："诸暴强直，皆属于风。"各种突然发作的肢体强直，都是厥阴风木所为。

属于火的病机四条："诸禁鼓栗，如丧神守，皆属于火；诸逆冲上，皆属于火；诸躁狂越，皆属于火；诸病胕肿，疼酸惊骇，皆属于火。"各种口噤不开、寒栗颤抖，如同神不守舍，各种气逆上冲的病症，各种烦躁、狂乱、不能自主的病症，各种下肢浮肿、疼痛酸楚、惊吓、恐惧的病症，都是少阳相火所为。

属于热的病机四条："诸胀腹大，皆属于热；诸病有声，鼓之如鼓，皆属于热；诸转反戾，水液浑浊，皆属于热；诸呕吐酸，暴注下迫，皆属于热。"多种肿胀、腹部胀大的病症，各种呻吟、膨胀如鼓的病症，各种抽筋、角弓反张、肢体屈伸不能、排出混浊水液病症，各种呕吐、代谢物发酸、急性腹泻，泄下如注、肛门急迫的病症，都是少阴君火（热）所为。

属于湿的病机一条："诸痉项强，皆属于湿。"各种痉、颈项强直的病症，都是太阴湿土（湿）所为。

属于寒的病机一条："诸病水液，澄澈清冷，皆属于寒。"各种水液代谢物澄彻清冷的病症，都是太阳寒水（寒）所为。

可以看出，此六气之变的症状都比较重，是疾病向深层的转化，故为六气之变。也与六气主客胜复等症状表现明显不同。

病机十九条表达了风、寒、暑、湿、燥、火六气之化之变的症状特点和发病病机，运气发病从于五脏，治疗应从五脏、六淫论治，药用四气五味，"谨守病机，各司其属，有者求之，无者求之，盛者责之，虚者责之，必先五胜，疏其血气，令其调达，而致和平。"

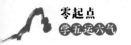

二、五运六气的治则治法

《素问》七篇大论详细论述了在五运六气指导下的治则治法。强调无失天信，无逆气宜；伏其所主，先其所因；谨候气宜，无失病机；谨守病机，各司其属；谨察阴阳所在，以平为期，以所在寒热盛衰而调之；疏其血气，令其调达，调气以平之；经络以通，血气以从；无代化，无违时，必养必和，待其来复，是谓至治等治则思想。本书简要介绍其基本原则。

（一）五运六气治则治法

1. 无失天信，无逆气宜

根据五运六气理论确定治则，要顺应天时，考虑五运六气对人体的影响。如甲子、甲午年，少阴君火司天，土运太过，中运是太宫，阳明燥金在泉。所致疾病，因司天热气所致的，治以咸寒；因中运雨湿所致的，治以苦热；因在泉燥气所致的，治以酸热。

《素问·六元正纪大论》云："先立其年以明其气，金木水火土运行之数，寒暑燥湿风火临御之化，则天道可见，民气可调，阴阳卷舒。"

《素问·五常政大论》云："必先岁气，无伐天和。"

《素问·六元正纪大论》云："故岁宜苦以燥之温之，必折其郁气，先资其化源，抑其运气，扶其不胜……适气同异，多少制之，同寒湿者燥热化，异寒湿者燥湿化。故同者多之，异者少之。"

《素问·至真要大论》云："岁主藏害何谓？岐伯曰：以所不胜命之，则其要也。帝曰：治之奈何？岐伯曰：上淫于下，所胜平之，外淫于内，所胜治之。"

《素问·六元正纪大论》云："甲子　甲午岁　上少阴火　中太宫土运下阳明金　热化二，雨化五，燥化四，所谓正化日也。其化上咸寒，中苦热，下酸热，所谓药食宜也。"

2. 伏其所主，先其所因

七篇大论强调因天、因地、因人的三因制宜。天气对地理、气候、人气的影响，是发病的主要原因。

《素问·气交变大论》云："夫道者，上知天文，下知地理，中知人事，可以长久……本，气位也。位天者，天文也。位地者，地理也。通于人气之变化者，人事也。故太过者先天，不及者后天，所谓治化而人应之也。"

（1）无失天信，因时制宜

先立其年，无失天信，根据五运六气，四时变化，所从于气，无翼其胜，无赞其复。

在一年中不同的季节，人体四时的阴阳之气亦不相同，春天阳长阴消，夏天阳气最盛，秋天阳消阴长，冬天阴气最盛，人体辨证特点亦各有异，不同的季节治则治法不同。

《素问·五常政大论》云："天气制之，气有所从也……不知年之所加，气之异同，不足以言生化。"

《素问·至真要大论》云："春夏秋冬，各差其分。"

《素问·四气调神大论》云："夫四时阴阳者，万物之根本也。所以圣人春夏养阳，秋冬养阴，以从其根，故与万物沉浮于生长之门。"

（2）同病异治，因地制宜

根据地理方位高下不同，同病异治。

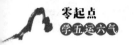

所谓同病异治即同一种疾病，在不同的地方，治疗方法不同，西北地区偏于寒冷，要温阳散寒；东南地区天气温热，容易发汗，患病后要清热解毒，还要固守阳气于内而不外泄。

《素问·五常政大论》云："天不足西北，左寒而右凉，地不满东南，右热而左温……阴阳之气，高下之理，太少之异也……是以地有高下，气有温凉，高者气寒，下者气热……西北之气散而寒之，东南之气收而温之，所谓同病异治也。"又云："一州之气，生化寿夭不同……高下之理，地势使然也。"

《素问·六元正纪大论》云："至高之地，冬气常在；至下之地，夏气常在。必谨查之。"

（3）秉气不同，因人制宜

根据人的体质秉性，五味所喜脏腑，辨证施治。

不同的人，因禀赋不同，体质各异。如气郁体质，以肝气郁滞为主，以疏肝理气为治则，选用逍遥散、柴胡疏肝散等方加减，药用柴胡、枳壳、郁金、川芎、香附等。

《素问·五运行大论》云："寒暑燥湿风火，在人合之。"

《素问·六微旨大论》指出："言人者，求之气交。"

《素问·五常政大论》云："故治病者，必明天道地理，阴阳更胜，气之先后，人之寿夭，生化之期，乃可以知人之形气矣。"

《素问·至真要大论》云："夫五味入胃，各归所喜，故酸先入肝，苦先入心，甘先入脾，辛先入肺，咸先入肾，久而增气，物化之常也。气增而久，夭之由也。"

3. 谨候气宜，无失病机

根据岁运、司天、在泉、五运、六气及其相互关系，审天辨机论治。

（1）岁运之治

要根据岁运的特点，制定药食五味的治则，折其郁气，资其化源，抑其运气，扶其不胜，谨察阴阳所在而调之，以平为期。运气理论认为，岁运对全年的气令和人体气化产生影响，不同的岁运对人体和疾病产生影响。岁运太过之年要抑制太过的胜气对人体的影响；岁运不及之年要补益不及之岁气对脏腑的影响，抑制偏胜的邪气对人体的侵害。以甲己年为例，《素问·天元纪大论》云："甲己之岁，土运统之。"说明甲己之年为土运，这两年湿气会对发病产生很大的影响，人体易发生与湿相关的疾病，所以甲己之年要考虑健脾祛湿。再如木运太过之年，风气流行，脾土易受邪害。人们多患腹泄、饮食减少、肢体沉重、烦闷抑郁、肠鸣腹胀等病症，以柔肝、健脾为治则。

《素问·至真要大论》云："岁主脏害何谓？岐伯曰：以所不胜命之，则其要也。帝曰：治之奈何？岐伯曰：上淫于下，所胜平之，外淫于内，所胜治之。帝曰：善。平气何如？岐伯曰：谨察阴阳所在而调之，以平为期，正者正治，反者反治。"

《素问·气交变大论》云："岁木太过，风气流行，脾土受邪。民病飧泄食减，体重烦冤，肠鸣腹支满，上应岁星。甚则忽忽善怒，眩冒巅疾。"

（2）司岁备物，平调脏害

根据岁运的气化特点，采集功效好、气味专的药物。如在厥阴风木主令的时节，采集天麻、防风、羌活等风性类药物，气味专精，功效好；如有邪害，在治疗时以柔肝祛风的治则治法，选用乌梅、芍药等酸性药物。

《素问·至真要大论》云："司岁备物……司气者主岁同，然有余不足也。非司岁物……散也，故质同而异等也，气味有薄厚，性用有躁静，治保有多少，力化有浅深……上淫于下，所胜平之，外淫于内，所胜治之。"

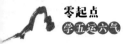

（3）司天六淫所胜之治

司天之气，六淫所胜，各有治法。司天之气，风气淫胜，治以辛凉之品为主，佐以甘苦味药物，用甘味的药物缓急，用酸味的药物疏泄风气。热气淫胜，用咸寒之品为主，佐以苦甘味药物，用酸味药物收敛。湿气淫胜，治以苦热之品为主，佐以酸辛味药物，用苦味药物燥湿，用淡味药物渗湿。湿郁于上化热，用苦温之品为主，佐以甘辛味药物，汗出湿散，停止服药。火气淫胜，治以酸冷之品为主，佐以苦甘味药物，用酸味药物收敛，用苦味药物发散，用酸味的药物恢复津液，热气淫胜与此同法。燥气淫胜，治以苦温之品为主，佐以酸味药物，用苦味药物泻下。寒气淫胜，治以辛热之品为主，佐以甘味药物，用咸味药物泻下。

《素问·至真要大论》云："司天之气，风淫所胜，平以辛凉，佐以苦甘，以甘缓之，以酸泻之。热淫所胜，平以咸寒，佐以苦甘，以酸收之。湿淫所胜，平以苦热，佐以酸辛，以苦燥之，以淡泄之。湿上甚而热，治以苦温，佐以甘辛，以汗为故而止。火淫所胜，平以酸冷，佐以苦甘，以酸收之，以苦发之，以酸复之，热淫同。燥淫所胜，平以苦湿（新校正云：湿当为温），佐以酸辛，以苦下之。寒淫所胜，平以辛热，佐以甘苦，以咸泻之。"

（4）司天所胜之治

六气司天，为所胜之气所克制，《黄帝内经》给出了治法。厥阴风木司天，清肃的金气乘之，治以酸温之品为主，佐以甘苦味药物。少阴君火司天，寒水之气乘之，治以甘温之品为主，佐以苦酸辛味药物。太阴湿土司天，热气乘之，治以苦寒之品为主，佐以苦酸味药物。少阳相火司天，寒水之气乘之，治以甘热之品为主，佐以苦辛味药物。阳明燥金司天，热气乘之，治以辛寒之品为主，佐以甘苦味药物。太阳寒水司天，热气乘之，治以咸冷之品为主，佐以苦辛味药物。

《素问·至真要大论》云："风化于天，清反胜之，治以酸温，佐以甘苦。热化于天，寒反胜之，治以甘温，佐以苦酸辛。湿化于天，热反胜之，治以苦寒，佐以苦酸。火化于天，寒反胜之，治以甘热，佐以苦辛。燥化于天，热反胜之，治以辛寒，佐以苦甘。寒化于天，热反胜之，治以咸冷，佐以苦辛。"

（5）在泉邪气所胜之治

六气在泉，邪气所胜，亦有治法。六气在泉，风气淫胜，用辛凉之品为主，佐以苦味药物，用甘味药以缓急，用辛味药疏散。热气淫胜，用咸寒之品为主，佐以甘苦味药物，用酸味药物收敛，用苦味药物发散。湿气淫胜，用苦热之品为主，佐以酸淡味药物，用苦味药物以燥湿，用淡味药物渗泄。火气淫胜，用咸冷之品为主，佐以苦辛味药物，用酸味药物收敛，用苦味的药物发散。燥气淫胜，用苦温之品为主，佐以甘辛味药物，用苦味药物泻下。寒气淫胜，用甘热之品为主，佐以苦辛味药物，用咸味药物泻下，用辛味药滋润，用苦味的药物坚阴。

《素问·至真要大论》云："诸气在泉，风淫于内，治以辛凉，佐以苦，以甘缓之，以辛散之。热淫于内，治以咸寒，佐以甘苦，以酸收之，以苦发之。湿淫于内，治以苦热，佐以酸淡，以苦燥之，以淡泄之。火淫于内，治以咸冷，佐以苦辛，以酸收之，以苦发之。燥淫于内，治以苦温，佐以甘辛，以苦下之。寒淫于内，治以甘热，佐以苦辛，以咸泻之，以辛润之，以苦坚之。"

（6）六气之治
六气之治，要顺应其气化特点。

《素问·五运行大论》云："燥以干之，暑以蒸之，风以动之，湿以润

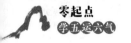

之，寒以坚之，火以温之。"

1）六气相胜：厥阴风木为胜气，治以甘凉之品为主，佐以苦辛药物，用甘味药物泻风。少阴君火为胜气，治以辛寒之品为主，佐以苦咸味药物，用酸味药物泻热。太阴湿土为胜气，治以咸热之品为主，佐以辛甘味药物，用苦味药物泻湿。少阳相火为胜气，治以辛寒之品为主，佐以甘咸味药物，用甘味药物泻火。阳明燥金为胜气，治以酸温之品为主，佐以辛甘味药物，用苦味药物泻燥。太阳寒水为胜气，治以甘热之品为主，佐以辛酸味的药物，用咸味药物泻寒。

《素问·至真要大论》云："厥阴之胜，治以甘清，佐以苦辛，以酸泻之。少阴之胜，治以辛寒，佐以苦咸，以甘泻之。太阴之胜，治以咸热，佐以辛甘，以苦泻之。少阳之胜，治以辛寒，佐以甘咸，以甘泻之。阳明之胜，治以酸温，佐以辛甘，以苦泄之。太阳之胜，治以甘热，佐以辛酸，以咸泻之。"

2）六气之复：六气如被所胜克制太过，必有其所不胜之气来克之，谓六气之复。其治法：厥阴风木为复气，治以酸寒之品为主，佐以甘辛味药物，用酸味的药物泻风，用甘味的药物缓急。少阴君火为复气，治以咸寒之品为主，佐以苦辛味药物，用甘味的药物泻热，用酸味药物收敛，用辛苦味药物发散，用咸味的药物软坚泻火。太阴湿土为复气，治以苦热之品为主，佐以酸辛味药物，用苦味的药物泻湿，治以燥湿和渗泄的方法。少阳相火为复气，治以咸冷之品为主，佐以苦辛味药物，用咸味的药物软坚泻火，用酸味的药物收敛，用辛苦味的药物发散。发散法不避气候炎热，注意温凉调和。少阴君火为复气，用发散法治疗时也与此同法。阳明燥金为复气，治以辛温之品为主，佐以苦甘味药物，用苦味药物泻燥，用苦味药物通下，用酸味的药物补阴。太阳寒水为复气，治以咸热之品为主，佐以甘辛味药物，用苦味的药物坚阴。

《素问·至真要大论》云："厥阴之复，治以酸寒，佐以甘辛，以酸泻之，以甘缓之。少阴之复，治以咸寒，佐以苦辛，以甘泻之，以酸收之，辛苦发之，以咸软之。太阴之复，治以苦热，佐以酸辛，以苦泻之，燥之，泄之。少阳之复，治以咸冷，佐以苦辛，以咸软之，以酸收之，辛苦发之。发不远热，无犯温凉，少阴同法。阳明之复，治以辛温，佐以苦甘，以苦泄之，以苦下之，以酸补之。太阳之复，治以咸热，佐以甘辛，以苦坚之。"

六气有胜复，治疗各种胜气、复气的原则：气寒的用热法，气热的用寒法，气温的用清法，气凉的用温法，气散的用收法，气郁的用散法，气燥的用润法，气急的用缓法，坚实的用软坚法，脆弱的用坚固法，衰弱的用补法，亢盛的用泻法。

《素问·至真要大论》云："治诸胜复，寒者热之，热者寒之，温者清之，清者温之，散者收之，抑者散之，燥者润之，急者缓之，坚者软之，脆者坚之，衰者补之，强者泻之，各安其气，必清必静，则病气衰去，归其所宗，此治之大体也。"

3）客主有胜复，客主胜复的治疗原则：高者抑之，下者举之，有余折之，不足补之。主气为厥阴风木，用酸味药泻风，用辛味药调补。主气为少阴君火、少阳相火，用甘味药泻火，用咸味药调补。主气为太阴湿土，用苦味药泻湿，用甘味药调补。主气为阳明燥金，用辛味药泻燥，用酸味药调补。主气为太阳寒水，用咸味药泻水，用苦味药调补。客气为厥阴风木，用辛味药调补，用酸味药泻风，用甘味药缓急。客气为少阴君火，用咸味药调补，用甘味药泻火，用咸味药软坚清火。客气为太阴湿土，用甘味药调补，用苦味药泻湿，用甘味药缓急。客气为少阳相火，用咸味药调补，用甘味药

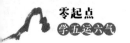

泻火，用咸味药软坚清火。客气为阳明燥金，用酸味药调补，用辛味药泻燥，用苦味药宣泄。客气为太阳寒水，用苦味药调补，用咸味药泻水，用苦味药坚阴，用辛味药润通。辛味药具有宣通阳气，开阖腠理，布散津液，气血畅通的作用。

《素问·至真要大论》云："高者抑之，下者举之，有余折之，不足补之，佐以所利，和以所宜，必安其主客，适其寒温，同者逆之，异者从之。帝曰：治寒以热，治热以寒，气相得者逆之，不相得者从之，余以知之矣。其于正味何如？岐伯曰：木位之主，其泻以酸，其补以辛。火位之主，其泻以甘，其补以咸。土位之主，其泻以苦，其补以甘。金位之主，其泻以辛，其补以酸。水位之主，其泻以咸，其补以苦。厥阴之客，以辛补之，以酸泻之，以甘缓之。少阴之客，以咸补之，以甘泻之，以咸收之。太阴之客，以甘补之，以苦泻之，以甘缓之。少阳之客，以咸补之，以甘泻之，以咸耎之。阳明之客，以酸补之，以辛泻之，以苦泄之。太阳之客，以苦补之，以咸泻之，以苦坚之，以辛润之。开发腠理，致津液通气也。"

4）标本：临证要详辨标本，治病求本，兼顾标病，标本兼治，治之不迫。

《素问·至真要大论》云："气有高下，病有远近，证有中外，治有轻重，适其至所为故也……近者奇之，远者偶之，汗者不以奇，下者不以偶，补上治上制以缓，补下治下制以急，急则气味厚，缓则气味薄，适其至所，此之谓也。病所远而中道气味乏者，食而过之，无越其制度也……寒热温凉，反从其病也……生于标者，治之奈何？岐伯曰：病反其本，得标之病，治反其本，得标之方。"

5）六气往复，主岁不常：考虑主岁六气上下，即司天、在泉，间气治法与之相同。少阳相火主时，先用甘味药，后用咸味药；阳明燥金主时，先用辛味药，后用酸味药；太阳寒水主时，先用咸味药，后用苦味药；厥阴风木主时，先用酸味药，后用辛味药；少阴君火主时，先用甘味药，后用咸味药；太阴湿土主时，先用苦味药，后用甘味药。选择对调和六气有利的药物作为辅佐，资助被抑之气的生化之源。

《素问·至真要大论》云："上下所主，随其攸利，正其味，则其要也，左右同法。大要曰：少阳之主，先甘后咸；阳明之主，先辛后酸；太阳之主，先咸后苦；厥阴之主，先酸后辛；少阴之主，先甘后咸；太阴之主，先苦后甘。佐以所利，资以所生，是谓得气。"

6）五郁之治：郁发之气，亦有治法。木郁达之：金乘木而郁，疏通畅达肝木是治标不治本，从本应畅达宣发肺金之气，以缓解被郁之肝木；此治则是在肝郁未发之治，如果肝木郁久而发，则木乘土，除了疏泄肝木，还要扶助脾土。火郁发之：水乘火而郁，泻水，发散火邪。土郁夺之：木乘土而郁，夺木之旺，泻土之壅也。金郁泄之：火乘金而郁，益金之气，泄火之炎。水郁折之：土乘水而郁，泻土气，下水气。

《素问·六元正纪大论》云："木郁达之，火郁发之，土郁夺之，金郁泄之，水郁折之，然调其气，过者折之，以其畏也，所谓泻之。帝曰：假者何如？岐伯曰：有假其气，则无禁也。所谓主气不足，客气胜也。"

7）六化分治，五脏所宜：临证要考虑六气之化，五脏所宜，确定治法。六气各有所主，有主气、有客气，根据主客气及客主加临对人体不同的影响，采用不同的治则治法。如少阴君火当令，应以清热为主，用黄连、栀子、僵蚕、玄参等苦寒、咸寒的药物。

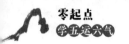

《素问·至真要大论》云："厥阴司天为风化，在泉为酸化，司气为苍化，间气为动化。少阴司天为热化，在泉为苦化，不司气化，居气为灼化。太阴司天为湿化，在泉为甘化，司气为黅化，间气为柔化。少阳司天为火化，在泉为苦化，司气为丹化，间气为明化。阳明司天为燥化，在泉为辛化，司气为素化，间气为清化。太阳司天为寒化，在泉为咸化，司气为玄化，间气为藏化。故治病者，必明六化分治，五味五色所生，五脏所宜，乃可以言盈虚病生之绪也。"

4. 谨守病机，各司其属

中医病机的内涵主要包括病位、病性和病势，各种辨证论治的最终目的都是辨发病之机。五运六气因素对人体发病所产生的病机，我们称之为"运气机"。五运六气理论是以五脏为中心的病机论治。

（1）正治反治

正治，逆者正治。即采取与疾病性质相反的药性和方法治疗。如病性属于寒，使用温热性药物；病性属于热，使用寒凉性药物。

反治，从者反治。即采取与疾病性质相同的药性和方法治疗。如疾病表现为热象，使用温热性药物；疾病表现为寒象，使用寒凉性药物；疾病表现为阻塞不通，使用补益收敛的药物；疾病表现为通利的现象，使用通利的药物。

《素问·至真要大论》云："帝曰：何谓逆从？岐伯曰：逆者正治，从者反治，从少从多，观其事也。"

《素问·至真要大论》云："寒者热之，热者寒之，微者逆之，甚者从之，坚者削之，客者除之，劳者温之，结者散之，留者攻之，燥者濡之，急者缓之，散者收之，损者温之，逸者行之，惊者平之，上之下之，摩之浴之，薄之劫之，开之发之，适事为故。"

《素问·至真要大论》云："反治何谓？岐伯曰：热因寒用，寒因热用，塞因塞用，通因通用，必伏其所主，而先其所因，其始则同，其终则异，可使破积，可使溃坚，可使气和，可使必已。"。

（2）孕妇之治

只要邪气存在，孕妇同样辨证论治。孕妇患病可以针对疾病而用药，则不会损害母体，也不会伤及胎儿。如孕妇患有大积大聚的病症，其治疗原则为邪去大半时停药，用药过量会伤及人命。

《素问·六元正纪大论》云："有故无殒，亦无殒也。帝曰：愿闻其故何谓也？岐伯曰：大积大聚，其可犯也，衰其大半而止，过者死。"

（3）上病下治，下病上治

临证要考虑病之上下所从，灵活选择治法。上指天气，下指地气。养生要顺应天地之气，治病要逆天地之气，根据发病的寒热虚实而调治。运气反常，病发天气，从地气而治；病发地气，从天气而治；病发中气，从天地之气同时而治。

《素问·五常政大论》云："补上下者从之，治上下者逆之，以所在寒热盛衰而调之。故曰：上取下取……气反者，病在上，取之下；病在下，取之上；病在中，傍取之。"

（4）外病内治，内病外治

病生于内部而表现于外部，从内部治疗；病生于外部而涉及内部，治疗在外的病；病生于内部而到达外部，病邪盛于外部的，先治内病，然后再治疗外部的疾病；病生于外部而到达内部，病邪盛于内部的，要先治疗外部的疾病，然后再治内部疾病。分不清内外部位，就针对主要病症治疗。

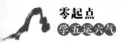

《素问·至真要大论》云："病之中外何如？岐伯曰：从内之外者，调其内；从外之内者，治其外；从内之外而盛于外者，先调其内而后治其外；从外之内而盛于内者，先治其外而后调其内；中外不相及，则治主病。"又云："调气之方，必别阴阳，定其中外，各守其乡。内者内治，外者外治，微者调之，其次平之，盛者夺之，汗者下之，寒热温凉，衰之以属，随其攸利，谨道如法，万举万全，气血正平，长有天命。"

（5）发表不远热，攻里不远寒

治疗要顺时，用药要根据时节选取寒热。

《素问·六元正纪大论》云："欲不远寒，不远热奈何？岐伯曰：悉乎哉问也！发表不远热，攻里不远寒……不远热则热至，不远寒则寒至……时必顺之，犯者治以胜也。"

（6）诸寒之而热者取之阴，热之而寒者取之阳

从阴阳求发病之属性，确定治法。

《素问·至真要大论》云："诸寒之而热者取之阴，热之而寒者取之阳，所谓求其属也。"

（7）四气治法

根据天地之气的寒热温凉及其对人体的影响，选择寒热温凉的药物，用寒凉的药物要远离寒凉的运气，用温热的药物要远离温热的运气。

《素问·至真要大论》云："寒者热之，热者寒之。"

《素问·至真要大论》云："治寒以热，治热以寒，气相得者逆之，不相得者从之。"

《素问·六元正纪大论》云："用寒远寒，用凉远凉，用温远温，用热远热，食宜同法。"

《素问·至真要大论》云：论言治寒以热，治热以寒，而方士不能废绳墨而更其道也。有病热者，寒之而热，有病寒者，热之而寒，二者皆在，新病复起，奈何治？岐伯曰：诸寒之而热者取之阴，热之而寒者取之阳，所谓求其属也。

（8）五味治法

根据药物五味治疗疾病是五运六气理论最基本的方法，也是中医学最核心的方法。酸味先入肝，苦味先入心，甘味先入脾，辛味先入肺，咸味先入肾。辛味、甘味药物，具有发散作用；酸味、苦味药物，具有催吐和泻下作用；咸味药物，具有催吐和泻下作用。《素问·六元正纪大论》给出了六个司天之政的具体治法，如太阴湿土司天，岁宜苦以燥之温之。

《素问·至真要大论》云："夫五味入胃，各归所喜，故酸先入肝，苦先入心，甘先入脾，辛先入肺，咸先入肾。"

《素问·至真要大论》云："五味阴阳之用何如？岐伯曰：辛甘发散为阳，酸苦涌泄为阴，咸味涌泄为阴……以所利而行之，调其气使其平也。"又云："上下所主，随其攸利，正其味，则其要也。"

《素问·六元正纪大论》云："凡此太阴司天之政……故岁宜以苦燥之温之，甚者发之泄之。"

《三因极一病证方论·纪用备论》中说："顾兹气运，与万物虽种种不齐，其如成象效法，无相夺伦；一一主对，若合符契……古之治法，遇岁主脏害，虽平治之不同，必以所胜而命之，故经曰：上淫于下，所胜平之，平天气也；下淫于内，所胜治之，治地气也。故司天之气，风淫所胜，平以辛凉；诸气在泉，风淫于内，治以辛凉，此之谓也。"

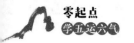

（9）功效治法

根据疾病的表现来应用药物的功效以治疗疾病，在《黄帝内经》提出了许多治法，后世医家多以药物功效治疗疾病。

《素问·至真要大论》云："微者逆之，甚者从之，坚者削之，客者除之，劳者温之，结者散之，留者攻之，燥者濡之，急者缓之，散者收之，损者温之，逸者行之，惊者平之，上之下之。"

（10）综合治法

《黄帝内经》除了重视五味、四气、功效等药物疗法，更重视在经络理论指导下的针刺疗法，还有按摩、水浴、砭石等各种疗法，根据不同的病情综合应用以达到治疗目的。

《素问·至真要大论》云："摩之，浴之，薄之，劫之，开之，发之，适事为故。"

（二）治疗目的

谨察阴阳所在，以平为期，以所在寒热盛衰而调之；疏其血气，令其调达，调气以平之；经络以通，血气以从；无代化，无违时，必养必和，待其来复，是谓至治等治则思想。

1. 阴阳以平

达到阴阳的平衡，是治病的目的。

《素问·至真要大论》云："谨察阴阳所在而调之，以平为期。"
《素问·至真要大论》云："调气之方，必别阴阳，定其中外，各守其乡。

内者内治，外者外治，微者调之，其次平之，盛者夺之，汗之下之，寒热温凉，衰之以属，随其攸利，谨道如法，万举万全，气血正平，长有天命。"

2. 自得其位

根据六气所在时位，顺应六气在本位发挥作用。

《素问·六元正纪大论》云："自得其位，常化也。"

3. 调和血气

调和气血，使其平和，是治病之道。

《素问·至真要大论》云："谨守病机，各司其属，有者求之，无者求之，盛者责之，虚者责之，必先五胜，疏其血气，令其调达，而致和平……以所利而行之，调其气使其平也。气调而得者何如？岐伯曰：逆之从之，逆而从之，从而逆之，疏气令调，则其道也。"

4. 安主客，适寒温

根据主气、客气、客主加临的各种表现，自然寒热温凉的气候对人体的影响，使人体与其相顺应。

《素问·至真要大论》云："佐以所利，和以所宜，必安其主客，适其寒温。"

5. 无失天信，无逆气宜，无翼其胜，无赞其复

最好的治疗方法是顺天应时，不助长邪气，顺应自然。

《素问·六元正纪大论》云："无失天信，无逆气宜，无翼其胜，无赞其复，是谓至治。"

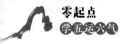

6. 通经络，和气血，无代化，无违时，必养必和，以待来复

气血调和，经络通畅，治养结合，保全真气，是最高明的治疗。

《素问·五常政大论》云："化不可代，时不可违。夫经络以通，血气以从，复其不足，与众齐同，养之和之，静以待时，谨守其气，无使倾移，其形乃彰，生气以长，命曰圣王。"又："故大要曰：无代化，无违时，必养必和，待其来复。"

三、五运六气临证方药

（一）运气方

按照五运六气理论指导组方、临床应用的方剂，称为运气方。《黄帝内经》论述了运气制方理论和方法。

1. 五运六气理论的制方原则

（1）君臣佐使

君臣佐使的组方原则，最早见于《素问·至真要大论》，是五运六气理论指导下的制方原则，历代医家用于指导方剂组方，成为中医方剂学的制方法则。

《太医局诸科程文格》为宋代何大任整理、编辑的宋代国家医学考试试题集。《太医局诸科程文格》严格遵守了《黄帝内经》君臣佐使理论。如甲子年附子汤：附子为正，地胆为之使；干姜为辅，秦椒为之使。术为辅，防风、地榆为之使。癸丑年人参汤：人参为正，茯苓为之使；术为辅，防风、地榆为之使；甘草为辅，术、干漆、苦参为之使。

《素问·至真要大论》云："方制君臣何谓也？岐伯曰：主病之谓君，佐君之谓臣，应臣之谓使。"

（2）适大小为制

君药一味，臣药二味，制小方；君药一味，臣药三味，佐药五味，制中方；君药一味，臣药三味，佐药九味，制大方。根据所治疾病，合理调配方剂的大小。

《太医局诸科程文格》载方剂九首，全为奇方，且为中、小之剂。如乙丑年附子汤：正一辅二奇方，君1臣2使药4，其7味药物为中之制；癸酉年升麻汤：正一辅二奇方，君1臣2，仅3味药物。

《素问·至真要大论》云："有毒无毒，所治为主，适大小为制……君一臣二，制之小也；君一臣三佐五，制之中也；君一臣三佐九，制之大也。"

（3）性味法则

运气组方遵循性味法则。根据药食之五味及属性依据天地运气的异常变化，确定组方原则，体现了天地相通的道理。如《素问·六元正纪大论》论述了司天之政的性味法则，《素问·至真要大论》论述了司天、在泉、六气胜复，客主胜复等运气治法和组方原则等，运气方药组方法则以性味为根本。

以《太医局诸科程文格》己巳年运气方细辛汤为例："己巳之年，上见厥阴风木司天，下见少阳相火在泉，中行少宫土运……宜以辛调上，以咸调下。"细辛汤：细辛为正，味辛，性温，无毒；防风为辅，味甘、辛，性温，无毒。泽泻为辅，味甘、咸，性寒，无毒。组方用药充分体现了《黄帝内经》性味理论。

《素问·六元正纪大论》云："阳明司天之政……岁宜以咸以苦以辛，汗之清之散之，安其运气，无使受邪，折其郁气，资其化源。"

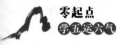

《素问·至真要大论》云："诸气在泉，风淫于内，治以辛凉，佐以苦，以甘缓之，以辛散之……司天之气，风淫所胜，平以辛凉，佐以苦甘，以甘缓之，以酸泻之。"

2. 五运六气用方原则

（1）调气以平

通过药食五味的阴阳属性，针对疾病对人体气机的影响，调气机，达到人体阴阳气血平衡。

《素问·至真要大论》云："五味阴阳之用何如……以所利而行之，调其气使其平也。"

（2）求其属

用方的原则要根据发病特点，寻找病机属性，具体治法有正治、反治等。

《素问·至真要大论》云："有病热者寒之而热，有病寒者热之而寒……诸寒之而热者取之阴，热之而寒者取之阳，所谓求其属也。"

（3）缓急原则

病在上，以气味薄的缓方治之；病在下，以气味厚的急方治之。

《素问·至真要大论》云："补上治上，制以缓；补下治下，制以急。急则气味厚，缓则气味薄，适其至所，此之谓也。"

（4）内外原则

病发于内，先用方治内病；病发于外，先治外病；病发于内而盛于外，先治内，后治外；病发于外而盛于内，先治外，后治内。内外之分，则针对发病而论。

《素问·至真要大论》云："从内之外者，调其内；从外之内者，治其外；从内之外而盛于外者，先调其内而后治其外；从外之内而盛于内者，先治其外而后调其内；中外不相及，则治主病。"

（5）灵活应用，不可拘泥

在运气理论指导下组方用药非常重要。

《素问·六节藏象论》云："不知年之所加，气之盛衰，虚实之所起，不可以为工矣。"

运气的变化对人体发病有重要影响，但疾病的发生不能唯运气而论，疾病与社会、心理、体质、饮食、生活环境、意外等各种因素相关，以机体的阴阳气血气机变化为表现，象见于外。我们要科学辩证地运用运气方，《黄帝内经》七篇大论给出了明确答案，历代医家已经作出垂范。治病要辨证论治，针对疾病、病证、病机、病性、病位、病势、病因等，结合体质、运气等因素，辨气血阴阳之失调、虚实之所起、气机之逆乱，灵活准确选方用药，临床效果才会更好。

3. 历代新创运气方简介

（1）三因司天方

三因司天方为南宋陈言所创制，陈氏以五运六气理论为指导，制五运时气民病证治方十首，六气时行民病证治方六首，计十六方，分别是苓术汤、麦门冬汤、附子山茱萸汤、牛膝木瓜汤、川连茯苓汤、苁蓉牛膝汤、黄芪茯神汤、白术厚朴汤、紫菀汤、五味子汤；静顺汤、审平汤、升明汤、备化

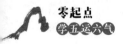

汤、正阳汤、敷和汤。

陈氏制五运六气方十六首，具有明显的针对性。五运时气民病证治方即是针对《素问·气交变大论》所论述的五运之化，太过不及之年而制；六气时行民病证治方即是针对《素问·六元正纪大论》所论述的六个司天之政而设制。

其局限性显而易见。五运六气理论探讨的是天、地、人交感而产生的各种表现，司天、在泉、六气胜复、客主之胜复、地理之影响、标本中气的互相作用、郁气、常与变、正化异化等复杂多变，单纯十六首方剂不可能概治各种病证，因此临床应用要详加辨析。

陈氏制五运六气时行民病证治方十六首，充分依据了《黄帝内经》运气理论和五味生克规律，是对五运六气理论临床应用的大胆突破，我们要充分认识其论治规律和局限性，学习其制方法度，合理应用于临床。

（2）《太医局诸科程文格》运气方

宋代何大任整理、编辑，于宋宁宗嘉定五年（1212）颁布并全国实施的宋代国家医学考试试题集。书中列运气9题，方9首。9首方剂灵活运用了《黄帝内经》理论为组方原则。

《太医局诸科程文格》运气方，宗《黄帝内经》运气治则，并能按照君臣佐使制方原则组方，用药体现《神农本草经》和《证类本草》的药性五味。如甲子年附子汤：附子为正，地胆为之使；干姜为辅，秦椒为之使。术为辅，防风、地榆为之使。癸丑年人参汤：人参为正，茯苓为之使；术为辅，防风、地榆为之使；甘草为辅，术、干漆、苦参为之使。

9首方剂全为奇方，且为中、小之剂。如乙丑年附子汤：正一辅二奇方，君1臣2使药4，其7味药物为中之制；癸酉年升麻汤：正一辅二奇方，君1臣2，仅3味药物。

（3）六气主病治例方

六气主病治例方载《运气易览》，为明代汪机所创制。

六气主病治例方六首，分别是风胜燥制火并汤、水胜湿制风并汤、火胜寒制湿并汤、土胜风制燥并汤、热制寒并汤、火胜阴制雾沤溃并汤，论述了六气主病治例方所治病，六气之为病针对《黄帝内经》六气病之常。

风胜燥制火并汤：病机为厥阴风木为病而风胜，治则以泻厥阴风木、扶金克木、泻子抑木。水胜湿制风并汤：病机为太阳寒水为病而水胜，治则以温太阳寒水，扶土克水，泻子抑水。火胜寒制湿并汤：病机为少阴君火为病而火胜，治则以泻少阴火，扶太阳寒水，泻子抑火。土胜风制燥并汤：病机为太阴湿土为病而土胜，治则为泻太阴湿土，扶厥阴肝木克土，泻金抑母。热制寒并汤：病机为阳明燥金为病而燥胜，治则为以火克金，泻子抑母，扶木生火，引药入金。火胜阴精制雾沤溃并汤：病机为少阳相火为病而相火（热）胜，助水克火，泻土抑母，引药入相火。

汪石山制六气主病治例方六首，依据了《黄帝内经》理论，本性味，用功效，参考归经（引经）理论，据五行生克理论。汪石山制方思想是对《黄帝内经》制方理论的继承，发扬和创新，对后世制方理论及临床应用，具有较高的理论和临床指导价值。

（4）五瘟丹

《韩氏医通·方诀无隐章》载韩懋自制五瘟丹，乙庚之年（金运）黄芩为君，丁壬之年（木运）黄山栀为君，丙辛之年（水运）黄柏为君，戊癸之年（火运）黄连为君，甲己之年（土运）甘草为君，"此五味各随运气为君者，多用一倍也。余四味又与香附子、紫苏为臣者，减半也。"冬至日修合，锦纹大黄三倍煎浓汤熬膏为丸，朱砂、雄黄为衣，贴金备用，用治天行瘟病，具解毒之功，"戊年楚春瘟……予（韩懋）以五瘟丹投泉水，率童子分给，日起数百人。"

后世五瘟丹依五运调配之法而组方略有变化，如明代万全《万氏家传保命歌括·瘟疫》五瘟丹，又名代天宣化丸，其甘草为立冬日封青竹筒中而浸厕缸至冬至前三日取出晒干用，实为人中黄，以其年岁运所属药为君，余四味为臣减半，佐以香附、苍术、紫苏、陈皮、雄黄、朱砂又减半，雪水或龙泉水杵丸。《万氏家传痘疹心法·古今经验诸方》的代天宣化丸，依《韩氏

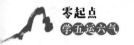

医通》五瘟丹修合，君臣同前，佐以连翘、山豆根、牛蒡子，雪水煮升麻汁面糊为丸，辰砂为衣，淡竹叶汤下。《松峰说疫·除瘟方》审定五瘟丹，甲己年君药制甘草亦为人中黄，臣以香附、苏叶、苍术、陈皮，佐以明雄、朱砂，于冬至日制雪水蜜丸，"初感瘟疫者用滚白水送，大热时冷水送，不大便时方用大黄水送。"多主张每冬预制本方以解疫毒，遇天行瘟病时施给以造福一方。

五瘟丹制方可能受刘完素三黄丸的影响。《黄帝素问宣明论方·劳门》：新添三黄丸治五劳七伤，流湿润燥，消渴烦热甚者。大黄、黄芩、黄连各等分。上为末，炼蜜为丸，如桐子大，每服二三十丸，加至五十丸，生姜汤下，不计时候，日三服妙。

《儒门事亲·刘河间先生三消论》三黄丸：主治男子妇人五劳七伤，消渴，不生肌肉，妇人带下，手足发寒热者。春三月：黄芩（四两）大黄（二两）黄连（四两）；夏三月：黄芩（六两）大黄（一两）黄连（二两）；秋三月：黄芩（六两）大黄（二两）黄连（三两）；冬三月：黄芩（三两）大黄（五两）黄连（二两）。上三味，随时加减，捣为细末，炼蜜和丸，如大豆大。每服五丸，日三服。不去者加七丸。服一月病愈，尝试有验矣。

三黄丸最早见于《华氏中藏经》，治三消、吐血、诸黄症。黄连三两黄芩二两 大黄一两 上为末，炼蜜为丸，如桐子大，食后温水下十五丸，量虚实加减服。

三黄丸后载于宋代钱乙《小儿药证直诀》。三黄圆：治诸热。黄芩（半两去心）大黄（去皮湿纸裹煨）黄连（去须各一钱）上同为细末，面糊圆绿豆大或麻子大。每服五七圆至十五圆、二十圆，食后，米饮送下。

（5）运气六法及方

运气六法及方为清代黄元御所创制，其六气治法非常到位，处方用药充分体现了运气之机。六法及方为：治厥阴风木法，方以桂枝苓胶汤；治少阴君火法，方以黄连丹皮汤；治少阳相火法，方以柴胡芍药汤；治太阴湿土法，方以术甘苓泽汤；治阳明燥金法，方以百合五味汤；治太阳寒水法，方以苓甘姜附汤。

黄元御为医学大家，传统文化功底深厚，其对运气理论认识独到，如对厥阴风木所制桂枝苓胶汤的阐释：风者，厥阴木气之所化也，在天为风，在地为木，在人为肝。足厥阴以风木主令，手厥阴心主以相火而化气于风木，缘木实生火，风木方盛，而火令未旺也。寥寥数语，道出了厥阴风木天地人运气之机。

（6）五运六气临证方药

五运六气临证方药为笔者在五运六气理论基础上，结合临床实践而创制。其制方以补泻为法，考虑寒热虚实、生克乘侮，药用四气五味，参以功效主治。

五运太过、不及临证方药依据《素问·气交变大论》而制定，以岁运太过、不及的发病特点而立方，适用于五运（小运）主客太少的临证变化。以岁木太过为例：《素问·气交变大论》云："岁木太过，风气流行，脾土受邪。"岁木太过，乘土侮金，理论上以泻肝、补脾、润肺为法，临床实际以泻肝为要，岁木太过，肝气上从，解决发病原因为肯綮，临证结合实际加减。拟方：①芍术汤：芍药、生白术。芍药酸以抑木，芍药之苦以泻子抑母；白术甘土以养。②乌萸汤（乌梅、山茱萸）：以乌梅、山茱萸酸抑风木。

六气临证方药主要针对六气为病的主要特点而设立，如太阴湿土为病，制苍苓汤（苍术、茯苓）：苍术苦温燥湿，茯苓甘泻脾土。苍陈汤（苍术、陈皮）：苍术苦温燥湿，陈皮辛温泻子抑母。抓住湿邪为患的根本病机，依据《黄帝内经》五运六气理论，药用《神农本草经》性味，参照当代药物功效，所制运气方全为2味药的小方，便于临证加减应用，体现了制方和临证应用的灵活性。

（二）五运六气临证用药

按照五运六气理论的临床用药，称为运气用药。《黄帝内经》运气用

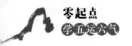

药，首重酸、苦、甘、辛、咸五味，同时根据四气药性及药物作用灵活应用。

1. 五味作用

（1）五味分阴阳

药食五味的气味厚薄分阴阳。通常厚味的药物具有泄下作用，味薄的药物可以通达气机。

《素问·阴阳应象大论》云："味厚者为阴，薄为阴之阳，气厚者为阳，薄为阳之阴。"

《素问·阴阳应象大论》云："味厚则泄，薄则通。"

药物作用分阴阳。一般情况下，辛味、甘味药物，具有发散作用，属于阳；酸味、苦味药物，具有催吐和泻下作用，属于阴；淡味药物，具有渗湿、发泄作用，属于阳。

《素问·至真要大论》云："五味阴阳之用何如？岐伯曰：辛甘发散为阳，酸苦涌泄为阴，咸味涌泄为阴，淡味渗泄为阳。"

（2）五味入五脏

五味各有所入，酸入肝，苦入心，甘入脾，辛入肺，咸入肾。

《素问·至真要大论》云："夫五味入胃，各归所喜，故酸先入肝，苦先入心，甘先入脾，辛先入肺，咸先入肾。"

（3）五味走形体

五味之气走形体也各有选择。酸味走筋，辛味走气，苦味走血，咸味走骨，甘味走肉。

《灵枢·九针论》云："酸走筋，辛走气，苦走血，咸走骨，甘走肉，是谓五走也。"

（4）五味作用不同

《黄帝内经》论述了药物的六种性味，有的收敛，有的发散，有的缓和，有的急躁，有的干燥，有的润泽，有的软化，有的坚固，根据病情需要而选择应用，调和五脏之气使之平衡。

《素问·至真要大论》云："六者或收或散，或缓或急，或燥或润，或软或坚，以所利而行之，调其气使其平也。"六者指酸苦甘辛咸淡，通常将淡味归属于甘。

《素问·脏气法时论》亦云："辛散，酸收，甘缓，苦坚，咸软。"

2. 五味用药法度

（1）有毒无毒

药物在古代也称为毒药，是以其毒性治疗疾病。对于身强体壮的患者，能够耐受药物的毒性，以大剂量味厚的药物治疗，对于身体较弱的患者，不能耐受药物的毒性应以小量，性味薄的药物治疗。

《素问·至真要大论》云："有毒无毒，所治为主。"
《素问·五常政大论》云："能毒者以厚药，不胜毒者以薄药。"

（2）用之有度

用毒性大的药物治病，只能用到病邪去除十分之六，就应该停药；用一般毒性的药物治病，只能用到病邪去除十分之七，就应该停药；用毒性小的

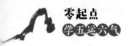

药物治病，只能用到病邪去除十分之八，就应该停药；即便是用没有毒性的药物治病，也只能用到去除病邪的十分之九，就应该停药，随后用五谷、肉类、果品、蔬菜等饮食物进行调养，避免用药过度，伤及正气。

《素问·五常政大论》云："有毒无毒，服有约乎……大毒治病，十去其六；常毒治病，十去其七；小毒治病，十去其八；无毒治病，十去其九。谷肉果菜，食养尽之，无使过之，伤其正也。"

（3）谨和五味

药食五味应用要严谨调和，方能气血通畅，阴阳调和，筋骨自如，腠理固密，健康长寿。

《素问·生气通天论》云："是故谨和五味，骨正筋柔，气血以流，腠理以密，如是则骨气以精，谨道如法，长有天命。"

《素问·至真要大论》亦云："寒热温凉，衰之以属，随其攸利，谨道如法，万举万全，气血正平，长有天命。"

（4）不宜久服

药物和食物都不可以久服，久用五味，可以增长所入脏腑的气，但脏气久增，反会伤及气血，产生不良反应。

《素问·至真要大论》云："久而增气，物化之常也。气增而久，夭之由也。"

3. 治疗与预防用药原则

（1）精不足者，补之以味

即以五味补益精气。

《素问·阴阳应象大论》云"精不足者，补之以味。"

（2）药性、功效用药

五运六气理论除了重视药物性味的治疗作用之外，也重视药性四气和功效。根据疾病的性质，以药物的性味采取治疗措施，也根据药物的功效而治疗疾病。

《素问·六元正纪大论》还提出了"发表不远热，攻里不远寒"的观点，即发散表邪要用温热的药物，攻里泻下要用寒凉的药物，充分认识到了药性的作用。

《素问·五常政大论》云："补上下者从之，治上下者逆之，以所在寒热盛衰而调之……故消之削之，吐之下之，补之泻之，久新同法。"

（3）反从其病用药

即正治法，也叫逆治法。在治病组方用药时，药反从其病，药性与疾病的性质相反。

同时，临证应用要考虑运气特点，应用寒凉药物要避免寒凉的运气，应用温热的药物要避免温热的运气，饮食也是如此，否则就会发生疾病，这是防治运气致病的食药原则。

《素问·至真要大论》云："所谓寒热温凉，反从其病也。"又云："寒者热之，热者寒之，微者逆之，甚者从之，坚者削之，客者除之，劳者温之，结者散之，留者攻之，燥者濡之，急者缓之，散者收之，损者温之，逸者行之，惊者平之，上之下之，摩之浴之，薄之劫之，开之发之，适事为故。"

《素问·五常政大论》亦云："治热以寒，温而行之；治寒以热，凉而行之；治温以清，冷而行之；治清以温，热而行之。"

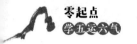

《素问·六元正纪大论》云："用凉远凉，用寒远寒，用温远温，用热远热，食宜同法。假者反之，此其道也，反是者病也。"

（4）从治法用药

从治法，也叫反治法。一般有两种情况：其一，药性与疾病的性质相同。其二，药性顺应运气。有些时候，还要根据人体体质与发病的特殊性，药性与运气特点一致。在养生方面，《素问·四气调神大论》还提出了"春夏养阳，秋冬养阴"的观点。

《素问·至真要大论》云："塞因塞用，通因通用。必伏其所主，而先其所因，其始则同，其终则异，可使破积，可使溃坚，可使气和，可使必已。"

《素问·五常政大论》云："气寒气凉，治以寒凉，行水渍之。气温气热，治以温热，强其内守。"

《素问·四气调神大论》云："夫四时阴阳者，万物之根本也。所以圣人春夏养阳，秋冬养阴，以从其根，故与万物沉浮于生长之门。"

（5）综合用药

对于五运六气的临床表现，采取综合治疗，《黄帝内经》给出了治疗法则，同时也是组方用药原则。针对发病特点和运气变化特征综合应用各种不同性味药物综合治疗。

《素问·至真要大论》云："少阳之复，治以咸冷，佐以苦辛，以咸软之，以酸收之，辛苦发之。发不远热，无犯温凉，少阴同法。"

四、五运六气的临床应用

《素问·六节藏象论》云："不知年之所加，气之盛衰，虚实之所起，不可以为工矣。"

运用运气学说治疗疾病，首先要认识疾病与运气的关系，确定发病病机，制定治疗原则，选择对症方药。具体方法：

1. 先用天干确定岁运

岁运"太过""不及"会影响人体相应脏腑：土运太过，雨湿流行，易伤脾、肾；土运不及，风乃大行，易伤肝、脾、肾。金运太过，燥气流行，易伤肺、肝；金运不及，炎火大行，易伤心、肺、肝。水运太过，寒气流行，易伤肾、心；水运不及，湿乃大行，易伤脾、肾、心。木运太过，风气流行，易伤肝、脾；木运不及，燥乃大行，易伤肺、肝、脾。火运太过，炎暑流行，易伤心、肺；火运不及，寒乃大行，易伤肾、心、肺。

根据岁运太过、不及，运用五运太过、不及临证方药。

2. 用地支确定司天之气、在泉之气。

明司天在泉、六气主客，辨客主加临，知逆从胜复。司天之气在上，以上半年为主；在泉之气在下，以下半年为主。根据司天、在泉、客主加临的关系，运用六气临证方药。

3. 找出干支之间的制约关系及其对人体疾病的影响

根据运气相临的情况，推测运、气所主，根据所主之气或运，确定病机和治疗方法。

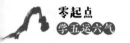

4. 综合运气相合，灵活应用

辨明岁运、主运、客运、主气、客气、客主加临、逆从胜复、郁发关系，综合运气相合，凡不合德化政令者，则为邪害，成为发病诱因。陈言曰："五运流行，有太过不及之异；六气升降，则有逆从胜复之差。凡不合于德化政令者，则为变眚，皆能病人。"

如有邪害，一般会相互存在，具有多种病机，临证要找综合作用后的主要病机，兼顾其他，原机活方。运气理论是以五脏为中心的辨机体制，临证还要考虑六腑、经络、气血阴阳及各种致病因素。

运气用药，无外补泻，考虑寒热虚实、生克乘侮、药用四气五味，参以功效主治。

5. 科学应用五运六气理论

五运六气理论是对中医学天人相应思想的阐发和具体应用，是中医学术理论的核心。历代医家应用五运六气理论指导临床实践给我们留下了宝贵的经验，张仲景《伤寒杂病论》即是应用运气理论的典范，《伤寒杂病论》就是运用六经理论研究伤于"寒"的各种病。自唐代王冰以降，宋代将五运六气与临床作为太医局必考科目，在此背景下，南宋陈言推出《三因司天方》十六首。金元四大家各有创新，明代王肯堂更是系统运用运气理论治疗临床疾病，其弟子殷宅心评释的《医学穷源集》将五运六气理论临床应用推向了高潮，清代医家也屡有创新，五运六气与临床日益引起当代医者的重视，回归中医本原，运气理论临床应用的春天行将到来。

运用五运六气学说不能机械地生搬硬套、按图索骥，应当掌握其辨证思想，灵活运用。运气的变化对人体发病有重要的影响，但疾病的发生不能唯运气而论，疾病与社会、心理、体质、饮食、生活环境、意外等各种因素相关，不能用形而上学的方法研究五运六气，中医治病要从天、地、人、病、时辨治，针对疾病、病证、病机、病性、病位、病势、病因等，结合体质、运气、发病时间等因素，辨气血阴阳之失调、虚实之所起、气机之逆乱，灵活准确选方用药。

科学辨证地运用五运六气理论，《黄帝内经》给出了明确答案，历代医家已经做出垂范。

《素问·疏五过论》云："圣人之治病也，必知天地阴阳，四时经纪，五脏六腑，雌雄表里，刺灸砭石，毒药所主，从容人事，以明经道，贵贱贫富，各异品理，问年少长，勇怯之理，审于分部，知病本始，八正九候，诊必副矣。"

沈括指出："医家有五运六气之术，大则候天地之变，寒暑风雨，水旱螟蝗，率皆有法；小则人之众疾，亦随运气盛衰。今人不知所用，而胶于定法，故其术皆不验。"

五、验案举例

（一）三因司天方临证案

医案 1

甲午年（2014 年）

眩晕

王某，女，50 岁。2014 年 4 月 7 日初诊。

发作性头晕 2 个月。气短，时有胸闷，胸痛，眠差。2014 年 3 月份后伴有胡思乱想，头目时有不清。舌质淡，苔白腻，脉细弱。既往有高血压病史。

中医诊断：眩晕。

辨证：上热下清。

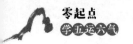

处方：正阳汤加减。

当归 10g	玄参 10g	川芎 10g	桑白皮 10g
生白芍 10g	旋覆花 10g	菊花 10g	白薇 10g
茯苓 10g	车前子 10g	炒枣仁 15g	生姜 3 片
炙甘草 6g			

7 剂，水煎服。

二诊：自服药后，头晕减轻，气短、胸闷未再发作，睡眠好转，头目清，不再胡思乱想。守方 7 剂而愈。

按：甲午年，少阴君火司天，阳明燥金在泉，水火寒热持于气交；热病生于上，清病生于下，寒热凌犯而争于中。时值二之气，厥阴风木加少阴君火，故患者见头晕、气短、胸闷、胸痛、头目不清等症。寒热不和，阴阳不调则眠差、妄想。

治宜咸以平其上，苦热以治其内，咸以软之，苦以发之，酸以收之。《素问·六元正纪大论》云："岁宜咸以软之，而调其上，甚则以苦发之；以酸收之，而安其下，甚则以苦泄之。"

方以旋覆花咸以奥之平其上；川芎、当归、生姜味辛温发之以治其内调其中；芍药酸以收之安其下；桑白皮甘寒、甘草甘平以和之；白薇苦平、玄参咸苦寒，《素问·脏气法时论》云"肾欲坚，急食苦以坚之"，泄之。自春分至小满，厥阴风木加少阴君火，加茯苓甘平、车前子甘咸寒泄之。

以正阳汤调寒热，则收效明显。上热下清之机，表现多种病证，不必悉具，但见一证便是。

医案 2

乙未年（2015 年）

肾病综合征

毛某，男，75 岁。2015 年 7 月 16 日入院。

主诉：反复浮肿 1 年余，咳嗽、胸闷 10 余天。

现病史：患者于 2014 年 4 月不明原因出现双下肢浮肿，在当地医院查体：尿蛋白（+++），24 小时尿蛋白 3 552.5mg，诊断为慢性肾炎。2 个月前来我院门诊，诊断为肾病综合征，服西药治疗。2015 年 7 月 6 日无明显诱因感畏寒，咳嗽、咳痰，活动后胸闷、憋气，伴纳差、乏力。舌质淡，苔薄白，脉沉数。

既往史：有高血压病史 1 年，服降压药维持稳定；慢性支气管炎病史 30 余年。

西医诊断：肾病综合征；慢性支气管炎急性发作；高血压 1 级（高危）。

中医诊断：浮肿；咳嗽。

中医辨证：湿遏阳气，寒凝气机，肺虚感热。

处方：紫菀汤合备化汤加味。

紫菀 10g	白芷 10g	党参 20g	炙甘草 10g
黄芪 20g	地骨皮 10g	杏仁 10g	桑白皮 10g
生姜 3 片	大枣 6 枚	黄芩 10g	茯苓 15g
牛膝 10g	熟地黄 10g	炮附子（先煎 1 小时）10g	
覆盆子 15g	泽泻 20g		

7 剂，水煎服。

西医给予控制血压、口服阿司匹林改善血液高凝等常规治疗。

二诊：服药后诸症好转，继用 10 剂，好转出院。

按：乙未年，从革之纪，岁运阳明燥金不及，太阴湿土司天，太阳寒水在泉。四之气少阳相火加临太阴湿土，湿壅阳气，寒凝气机。阳不化水而见浮肿，肺虚感热则咳嗽、胸闷，湿土相加则咳吐白痰，湿困脾土则见纳差、乏力。

《素问·六元正纪大论》云："岁宜苦以燥之温之；甚则发之泄之。"备化汤为陈言制六气时行民病证治方，"用酸以平其上，甘温以治其下，以苦

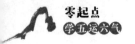

燥之、温之，甚则发之、泄之，赞其阳火，令御其寒。"7月16日为四之气，在泉所司，故不用木瓜之酸平上，而以茯苓、熟地黄、覆盆子、甘草之甘淡、附子之辛温大热、生姜之辛以治其下，以泄之、温之，以牛膝之苦以燥之，《素问·脏气法时论》云："脾苦湿，急食苦以燥之。"通阳理气，温水化气，以消浮肿。以紫菀汤治肺虚感邪，则咳嗽、痰喘可平；《素问·脏气法时论》云："脾欲缓，急食甘以缓之，用苦泻之，甘补之。"调燮脾土，则纳差、乏力自消。

医案3

丙申年（2016年）

头晕

迟某，男，67岁。2016年4月29日初诊。

主诉：头晕2周。

现病史：2周前无明显诱因出现剧烈头晕，伴恶心、呕吐，经治疗后缓解，头晕如坐舟车，时有胸闷，面色不华，舌淡苔薄黄，脉沉细。

西医诊断：后循环供血不足。

中医诊断：眩晕。

中医辨证：痰浊中阻，郁而化热。

治则：清热活血，燥湿化痰

处方：黄连茯苓汤合半夏白术天麻汤加减。

姜半夏 10g	天麻 20g	泽泻 20g	葛根 20g
川芎 10g	丹参 30g	黄连 10g	茯苓 10g
麦冬 10g	黄芩 10g	白术 10g	车前子 20g
苍术 15g			

7剂，水煎服。

按：丙申之年，流衍之纪，《素问·气交变大论》云："岁水太过，寒气流行，邪害心火，民病身热，烦心，躁悸，阴厥，上下中寒，谵妄心痛。"《素问·至真要大论》云："诸呕吐酸，暴注下迫，皆属于热。"《素问·六元正纪大论》云："故岁宜咸辛宜酸，渗之泄之，渍之发之。"陈言制黄连茯苓汤治心虚为寒冷所中，身热心躁，手足反寒，心腹肿痛，神志不清等寒盛火郁病症。方由黄连、黄芩、茯苓、半夏、通草、车前子、甘草、麦冬、生姜、大枣组成。患者就诊时正值少阳相火司天，二之气，主气为少阴君火，客气为太阴湿土，以黄连茯苓汤方对运气之机。

结合病机，本病是痰浊中阻导致的头晕，以半夏白术天麻汤燥湿化痰。头晕因脑供血不足，用丹参、川芎、葛根活血通络，改善供血。本病的治疗，综合辨天（运气）、辨人、辨病症，体现了天人相应，三因治宜。

（二）基于五运六气临证方药的临床应用

医案1

丁酉年（2017年）

消渴

沙某，男，41岁。2017年3月24日初诊。

主诉：血糖高10年，加重1周。

现病史：患者于10年前发现空腹血糖升高，无明显自觉症状，未经系统治疗，血糖最高值达18mmol/L。1周前，因劳累、上火，感觉乏力、口渴，查血糖15.6mmol/L。患者便秘，舌红苔黄腻，脉弦滑。

西医诊断：2型糖尿病。

中医诊断：消渴。

中医辨证：中消（胃火炽盛，内有湿热，气阴不足证）。

治则：清胃泻火，养阴增液。

处方：黄连10g　　黄芩10g　　炒苍术20g　　茯苓10g

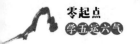

佩兰 30g　　牛蒡子 20g　　荔枝核 30g　　炒黄芪 20g

丹参 20g　　生地黄 10g　　玄参 20g　　生白芍 10g

14 剂，水煎服。

二诊：2017 年 4 月 7 日。患者乏力、口渴好转，便秘减轻。患者血糖降至 12mmol/L。原方加葛根 30g。

三诊：2017 年 4 月 21 日。患者症状不明显，大便正常，舌红苔黄燥，脉滑实有力。血糖降至 10mmol/L。原方加天冬、柴胡、肉苁蓉。

处方：黄连 10g　　黄芩 10g　　炒苍术 20g　　茯苓 10g

牛蒡子 20g　　炒黄芪 20g　　丹参 20g　　生地黄 10g

玄参 20g　　荔枝核 30g　　葛根 30g　　佩兰 30g

柴胡 10g　　天冬 10g　　肉苁蓉 10g

14 剂，水煎服。

患者服药后诸症消失，复查血糖控制在 7.5mmol/L 左右，患者停药。

按：2 型糖尿病属于中医学"消渴"的范畴，《黄帝内经》认为，消渴病因由脾瘅。《素问·奇病论》云："有病口甘者，病名为何？何以得之？岐伯曰：此五气之溢也，名曰脾瘅。"其病机为"必数食甘美而多肥也，肥者令人内热，甘者令人中满，故其气上溢，转为消渴。"

糖尿病的典型症状有三多一少，口干、多饮、多尿、消瘦。其发生的根本原因在于脾胃虚弱，陈气内阻，代谢失调。《素问·经脉别论》云："饮入于胃，游溢精气，上输于脾；脾气散精，上归于肺；通调水道，下输膀胱，水精四布，五经并行，合于四时五脏。"现代人们生活水平提高，很多糖尿病患者无症状，但查血糖指标高，参照脾瘅病机。

该患者中年男性，糖尿病史多年，时值丁酉年二之气，阳明燥金司天，初之气主气少阴君火，客气少阳相火，天之燥、火加临，加之劳累、内火，病情加重，火、燥伤津，劳而耗气，出现乏力、口渴、便秘症状。故大便秘结。患者舌红苔黄腻，脉弦滑，为火、燥加临，内有湿热所为。辨为中消，胃火炽盛证，内有湿热，气阴不足。

以黄连、黄芩、柴胡清肝、泻胃火，苍术、茯苓、佩兰健脾祛湿，用佩兰取《黄帝内经》"治之以兰，除陈气也"之意。王冰曰："兰草味辛热平，利水道，辟不祥，除陈久甘肥不化之气者，以辛能发散故也。"张志聪认为："治之以兰者，盖味有所积，以臭行之，从其类而治之也。"黄芪、丹参补益中气，活血通脉；生地黄、玄参、麦冬为增液汤，滋阴润肠，增水行舟，缓解口渴、便秘；牛蒡子、荔枝核为降糖经验用药，加葛根是取清热润燥，生津止渴。肉苁蓉、生地黄、芍药取自苁蓉牛膝汤，六丁年肝虚为燥热所伤，用其义。柴胡、黄芩、黄连、生白芍、天冬为笔者为丁酉年二之气所设运气方，内涵芩连汤、柴芩汤、芍冬汤、连冬汤，治疗以天人病机，取效明显。

医案 2
丁酉年（2017 年）
亚急性甲状腺炎

张某，女，59 岁。发病于 2016 年 7 月，初诊于 2017 年 2 月 8 日。

主诉：颈部疼痛半年，

现病史：颈部疼痛半年，伴心悸、气短、乏力。西医诊断为"亚急性甲状腺炎"，给予激素等治疗半年无效，春节后病情加重，求诊中医治疗。舌质淡，少苔，脉弦细数。

西医诊断：亚急性甲状腺炎。

中医诊断：瘿病。

中医辨证：热毒蕴上。

治则：清热解毒。

处方：黄芩 10g　　黄连 10g　　党参 10g　　橘红 10g

　　　玄参 10g　　连翘 10g　　升麻 10g　　牛蒡子 10g

　　　马勃 10g　　柴胡 10g　　桔梗 10g　　白僵蚕 10g

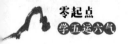

天冬 10g　　　　乌梅 15g　　　　赤芍 10g　　　板蓝根 10g

生白芍 10g　　　生甘草 10g

7 剂，水煎服。

按：中医认为本病属于"瘿病"的范畴。我们以普济消毒饮加减治疗本病。普济消毒饮出自金代李杲《东垣试效方》，由黄芩、黄连、人参、橘红、玄参、生甘草、连翘、牛蒡子、板蓝根、马勃、白僵蚕、升麻、柴胡、桔梗组成，治泰和二年，民多疫疠，初觉憎寒体重，次传头面肿盛，目不能开，上喘，咽喉不利，舌干口燥，俗云大头天行病证，为古代运气名方。泰和二年（公元 1202）为壬戌年，中运为太角，太阳寒水司天，太阴湿土在泉，时值四月，二之气，主气为少阴君火，客气为阳明燥金，天火盛行，民病疫疠。李杲抓住了身半以上为天气、邪热客于心肺之间、上攻头目的病机特点，制普济消毒饮。黄芩、黄连苦寒，泻心肺间热以为君；橘红苦平，玄参苦寒，生甘草甘寒，泻火补气以为臣；连翘、牛蒡子、薄荷叶苦辛平，板蓝根味苦寒，马勃、白僵蚕味苦平，散肿消毒、定喘以为佐；升麻、柴胡苦平，行少阳、阳明二经不得伸；桔梗味辛温为舟楫，引药上行。主治身半以上，少阴君火为患，制方以性味、功效论理，活法经论，效彰后世。

患者病发于丙申年，少阳相火司天，厥阴风木在泉，风火相扇，邪毒侵害。至丁酉年初之气，病情加重，是因阳明燥金司天，中运少角，主运太角，主气厥阴风木，影响气机，而引动内邪郁发，故以普济消毒饮方对病机，结合五运六气临证方药，加天冬、芍药、乌梅顾护时下运气影响。

医案 3
丁酉年（2017 年）

脑梗死

赵某，女，71 岁。发病时间：2017 年 8 月 20 日（处暑），初诊时间：2017 年 9 月 11 日（白露）。

主诉：头晕、左侧肢体乏力 20 天，加重伴周身不适半月余。

现病史：患者 20 天前无明显诱因出现头晕，伴有左侧肢体乏力、恶心、耳鸣、视物模糊，呕吐胃内容物后头晕、恶心有所缓解，视物清晰，可独立行走，肢体活动情况同前，自觉肢体平衡较差，无头痛、听力下降、视物旋转，无发热、胸闷等不适，于村卫生所就诊，考虑"梅尼埃病"，给予药物（具体不详）口服后，症状略有减轻，仍有头晕、左侧肢体乏力，8 月 26 日于我院门诊就诊，给予甲磺酸倍他司汀片、长春胺缓释胶囊、艾地苯醌片口服后，头晕较前减轻，8 月 30 日患者感头晕加重，于我院门诊就诊，行颅脑 MRI 示桥脑右侧份脑梗死（新鲜灶），为进一步诊治，门诊以"脑梗死"为诊断收入院。自本次发病以来，患者神志清，情绪低落，食欲、睡眠较差，小便正常，便秘，体力欠佳。舌脉：舌淡，苔薄黄；脉弦、沉弱。

既往史：既往有 2 型糖尿病病史 4 年，现口服二甲双胍、格列美脲，自述血糖控制可；有高血压病史 20 年，血压最高 210/94mmHg，服用硝苯地平片控制血压，平时血压一般在 120～130/70mmHg；"冠心病"病史 20 年，服用复方丹参滴丸等药物。

诊疗经过：入院后经给予改善循环、改善头晕、控制血压及血糖等药物治疗后，患者仍感头晕明显，左侧肢体仍有乏力，自诉感周身不适，情绪焦虑、抑郁。

西医诊断：脑梗死（脑桥）；椎动脉闭塞（右侧）；椎动脉狭窄（左侧）；2 型糖尿病；高血压 3 级；冠心病；焦虑状态。

西医治疗：继续给予改善循环、改善头晕、控制血压及血糖等常规治疗，加用氟哌噻吨美利曲辛片（黛力新）调节情绪。

诊断：中风（中经络）；消渴；胸痹；郁症。

中医辨证：脾虚湿盛，肝郁火旺。

处方：

桂枝 10g	干姜 10g	羌活 10g	葛根 30g
苍术 10g	茯苓 10g	黄芪 30g	地龙 15g
当归 30g	肉苁蓉 15g	牛膝 10g	白芍 10g

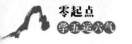

乌梅 10g	天麻 10g	白术 10g	半夏 10g
炒山楂 15g	酸枣仁 20g	山药 15g	莲子肉 30g
炙甘草 10g	黄连 6g		

7 剂，水煎服，每日 1 剂。

服药后患者焦虑情绪明显好转，肢体症状亦明显改善，加减调理，好转出院。

按：急性脑梗死，患者多思虑，情绪明显焦虑、抑郁。《素问·阴阳应象大论》云"思伤脾"，长期忧思导致患者脾虚，结合四之气主气为"太阴湿土"、客气为"太阳寒水"的运气特点，结合患者舌淡苔薄黄的寒湿热象分析，患者辨证属于"脾虚湿盛"；肝主疏泄，结合患者舌脉及少阴君火在泉，考虑患者同时存在"肝郁火旺"证。方中桂枝、干姜、羌活、葛根、苍术、茯苓针对当下的主、客运气特点，加以山药、莲子肉、甘草，共同发挥健脾燮理中焦的作用，而山药、莲子肉、甘草亦能补养后天之本，健脾运以改善体质；乌梅、白芍、黄连酸苦入肝心经，能调节肝郁，柔肝泻心火，同时顾及在泉君火，可改善患者抑郁、焦虑情绪；患者中风，左侧肢体乏力，方加黄芪、地龙补气通络；天麻、白术、半夏化痰浊改善头晕症状；当归、肉苁蓉、牛膝润肠通便；酸枣仁助眠；佐以炒山楂疏畅气机。针对患者复杂繁多的临床症状——对症治疗，体现了天地人病时之辨。

医案 4

戊戌年（2018 年）

系统性红斑狼疮

王某，女，31 岁。2018 年 2 月 20 日初诊。

主诉：面部红斑 1 年，低热 1 个月。

现病史：患者 1 年前因面部红斑、关节疼痛在我院诊断为系统性红斑狼疮，口服硫酸羟氯喹、醋酸泼尼松片治疗。1 个月前感冒后出现低热，手足心热，上午、中午为甚，午后减轻；颜面部蝶形红斑，全身关节时有酸痛，舌质暗红、少苔，脉细弦数。

西医诊断：系统性红斑狼疮。

中医诊断：红蝴蝶疮。

中医辨证：阴虚热毒，血瘀阻络。

治法：清热解毒，凉血活血。

处方：

玄参 15g	生地黄 15g	赤芍 15g	柴胡 10g
黄芩 10g	桂枝 10g	黄连 6g	栀子 10g
鸡血藤 20g	刘寄奴 15g	当归 10g	川芎 10g
丹参 30g	忍冬藤 30g	蒲公英 30g	知母 10g
黄柏 10g			

15 剂，水煎服，每日 1 剂。

西药：硫酸羟氯喹 0.4g/d；醋酸泼尼松片 10mg/d，口服。

二诊（3 月 6 日）：发热减轻，手足心热改善，关节疼痛好转，面部红斑稍有缓解。守方 15 剂。每日 1 剂，水煎服。西药继用，逐步减少激素用量。

三诊（3 月 20 日）：发热不显，关节疼痛明显好转，面部红斑缓解，舌质红，少苔，脉细数，伴口干，上方去柴胡，加天冬 10g，维持治疗。

按：系统性红斑狼疮的主要病理为全身性血管炎，治疗以抗炎、调节免疫为主。该患者主要表现为低热，上午、中午加重，为热毒内蕴，少阳、太阳开阖不利，阳气不足；面部蝶形红斑，为热毒耗阴，血热上泛；关节疼痛为瘀血阻络，经脉不利。以清热解毒，凉血活血为治法。方中生地黄、玄参清热、凉血；忍冬藤、黄芩、黄连、黄柏、栀子清热解毒；丹参、刘寄奴、赤芍、川芎、鸡血藤养血、活血、凉血以助解毒清热，活血通络。戊戌年初之气，岁运太徵，太阳寒水司天，气克运，化为平气之年；初之气，少阳相火客气，太徵客运，故以黄连之苦寒清火，桂枝以制寒水，柴胡、黄芩虑及

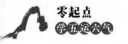

客气，并助少阳、太阳之气升发，体现天地人病时系统辨证。三诊近二之气，患者已有燥金之象，故去柴胡，加天冬，考虑运气之变化。知母、黄柏滋阴降火减轻激素副作用。

医案 5

戊戌年（2018 年）

肺癌

姚某，女，64 岁。2018 年 2 月 27 日初诊。

主诉：确诊肺癌 1 年余。

现病史：患者 2017 年 2 月出现声音嘶哑，就诊于烟台毓璜顶医院肿瘤科，诊断为：左肺下叶腺癌；纵隔淋巴结继发恶性肿瘤；颈部淋巴结继发恶性肿瘤。分别于 2017 年 3 月 12 日、4 月 7 日、5 月 1 日、5 月 26 日行全身化疗，化疗过程顺利，但患者仍声音嘶哑，为求中西医结合治疗，遂于 2017 年 8 月就诊于我科门诊。患者服药半年余，病情稳定，现患者偶有干咳，音低无力，时有乏力，声音已无嘶哑，自觉后背瘙痒，纳眠可，二便调，舌质淡，苔黄厚微燥，脉沉。

既往史：患者有咽炎病史，于 2 年余前无明显原因及诱因出现干咳、乏力，口服止咳感冒药（具体不详），效果不明显。

西医诊断：左肺下叶腺癌；纵隔淋巴结继发恶性肿瘤；颈部淋巴结继发恶性肿瘤。

中医诊断：肺癌。

中医辨证：肺脾气虚，热毒蕴肺证。

治法：健脾益气，清热解毒。

处方：

木香 10g	砂仁 10g	党参 20g	白术 10g
茯苓 10g	甘草 10g	浙贝母 20g	薏苡仁 30g
太子参 30g	黄连 10g	生白芍 10g	山茱肉 10g
乌梅 10g	莲子肉 60g	炒山楂 15g	山药 10g

黄芩 10g　　　桂枝 10g　　　干姜 10g　　　小蓟 30g

蝉蜕 10g　　　鸡血藤 20g　　　黄芪 30g

7 剂，水煎服。

按：肺癌属于中医"肺积""息贲""咳嗽""咯血""胸痛"等范畴。《济生方》论述："息贲之状，在右胁下，大如覆杯……喘息奔溢，是为肺积。"金代张元素《活法机要》："壮人无积，虚人则有之。脾胃虚弱，气血两衰，四时有感，皆能成积。"《景岳全书》认为："脾肾不足及虚弱失调之人，多有积聚之病。"肺主气司呼吸，其母为脾，其子为肾。素体正虚，肺脾气虚而使气机失司，无以运化水湿，痰湿内生，日久郁而化热、酿生癌毒，痰湿、热毒胶结，发为肺癌。

患者偶有干咳，音低无力，辨证为肺脾气虚，热毒蕴肺证，治宜健脾益气，清热解毒。方中以香砂六君子汤为基础，补后天脾胃之气，党参益气健胃补脾，茯苓、白术既助党参补气，又能燥湿健脾，运化痰湿，甘草之甘可补气并调和诸药。木香味辛，行三焦之气滞，砂仁辛温，健胃宽中、消食醒脾。六味药共奏益气健脾，行气化痰之功。浙贝母、薏苡仁清热解毒散结，可攻邪抗瘤；浙贝母、薏苡仁、太子参归肺经，多用于肺癌等上焦呼吸道肿瘤，且太子参可扶助正气，现代药理研究发现有提高机体免疫功能，增强机体抗病能力、抑制肿瘤的作用。患者瘙痒，以小蓟、鸡血藤、蝉蜕养血祛风止痒，莲子肉、炒山楂、山药为燮理中焦，既可扶正补虚，又可保肝护肝，减轻化疗药物对肝脏的毒副作用。患者时有乏力，以黄芪培补元气。患者就诊时为戊戌年初之气，主气厥阴风木，以芍药、乌梅、山萸肉酸以柔木，且山萸肉可补肾固虚，固先天之本；岁运为火运太过，且患者舌苔黄厚，以黄连之苦以清火泻火；太阳寒水司天，以桂枝、干姜辛温助金温水，体现天地人病时系统辨证。

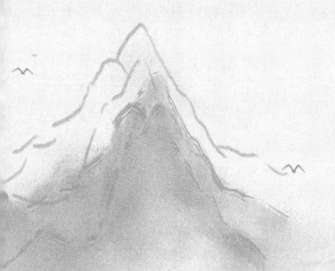

第九讲

五运六气与养生和发病预防

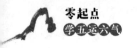

一、五运六气与养生

根据运气适寒暑、避风寒，合理安排饮食、起居。

1. 适四时，顺运气

四季交替，大自然的气息是春天生发，夏天弛长，秋天收敛，冬天闭藏，人体养生也要随四季变化，春夏养阳气，以助生发之气，秋冬养阴精，以助收藏之气。"春夏养阳，秋冬养阴"，体现中医学"天人相应"的思想。

养生同气化，即养生药食与运气相应。自然界运气为寒凉时，要用寒凉的药物，自然运气表现为温热时，应用温热的药物。使人体之气与自然之气相适应，方可保证阴阳平衡。人体养生的药食原则，与预防疾病又有不同，养生是顺应运气，使人体阴阳与天地平衡；预防同治疗，针对天地之气的乖戾而提前给予抗邪的药食。

《素问·四气调神大论》云："夫四时阴阳者，万物之根本也。所以圣人春夏养阳，秋冬养阴，以从其根，故与万物沉浮于生长之门。逆其根，则伐其本，坏其真矣。故阴阳四时者，万物之终始也，死生之本也。逆之则灾害生，从之则苛疾不起，是谓得道。"高世栻注解："圣人春夏养阳，使少阳之气生，太阳之气长；秋冬养阴，使太阴之气收，少阴之气藏。是谓春夏养阳，以养阳之生长；秋冬养阴，以养阴之收藏。"

《素问·五常政大论》云："气寒气凉，治以寒凉，行之渍之。气温气热，治以温热，强其内守。必同其气，可使平也。"

《黄帝内经》提出了顺应四时的养生原则：春天到来，万物以荣，要早睡早起，散步旅游，顺应春气之生发；夏天万物生长，要保持情绪稳定，享受阳光，适当运动，顺应阳气的发散；秋天凉燥，要早睡早起，保持平和的心态，收敛神气，勿使外泄，多食水果，清肺气，以应秋气；冬天要养精气，早睡晚起，减少运动，以应冬气闭藏。

《素问·五常政大论》云："化不可代，时不可违。夫经络以通，血气以从，复其不足，与众齐同，养之和之，静以待时，谨守其气，无使倾移，其形乃彰，生气以长，命曰圣王。故《大要》曰：无代化，无违时，必养必和，待其来复。"

《素问·四气调神大论》云："春三月，此谓发陈，天地俱生，万物以荣。夜卧早起，广步于庭，被发缓形，以使志生，生而勿杀，予而勿夺，赏而勿罚，此春气之应，养生之道也。逆之则伤肝，夏为寒变，奉长者少。夏三月，此谓蕃秀，天地气交，万物华实。夜卧早起，无厌于日，使志无怒，使华英成秀，使气得泄，若所爱在外，此夏气之应，养长之道也。逆之则伤心，秋为痎疟，奉收者少，冬至重病。秋三月，此谓容平，天气以急，地气以明。早卧早起，与鸡俱兴，使志安宁，以缓秋刑，收敛神气，使秋气平，无外其志，使肺气清，此秋气之应，养收之道也。逆之则伤肺，冬为飧泄，奉藏者少。冬三月，此谓闭藏，水冰地坼，无扰乎阳，早卧晚起，必待日光，使志若伏若匿，若有私意，若已有得，去寒就温，无泄皮肤，使气亟夺，此冬气之应，养藏之道也。逆之则伤肾，春为痿厥，奉生者少……夫四时阴阳者，万物之根本也。所以圣人春夏养阳，秋冬养阴，以从其根，故与万物沉浮于生长之门。逆其根，则伐其本，坏其真矣。故阴阳四时者，万物之终始也，死生之本也。逆之则灾害生，从之则苛疾不起，是谓得道。"

按照五运六气理论，可根据五运太过、不及对脏腑的影响适时养生。如木运太过重在养脾，木运不及重在养肝；火运太过重在养肺，火运不及重在养心；土运太过与重在养肾，土运不及重在调脾；金运太过重在养肝，金运不及重在养肺；水运太过重在养心，水运不及重在养肾。还可以根据五运六气司天、在泉，六气主客，客主加临、标本中气理论等综合全面进行养生。

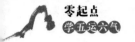

2. 法阴阳，和气血

运气养生要顺应天地阴阳，和调五脏六腑气血阴阳，经络通畅，气血调和，方能保养真气，延年益寿。

阴阳调养对养生至关重要。生命的活动，人的精神意识的正常，在于阴阳气机的调畅。气血通畅是养生的基础，调畅气血要安居处，适环境，根据运气特点避免寒冷、温热环境对气血运行的影响，根据全身的情况辨证选择养血气的药食。

《素问·至真要大论》云："谨察阴阳所在而调之，以平为期。"

《素问·上古天真论》云："余闻上古有真人者，提挈天地，把握阴阳，呼吸精气，独立守神，肌肉若一，故能寿敝天地，无有终时，此其道生。中古之时，有至人者，淳德全道，和于阴阳，调于四时，去世离俗，积精全神，游行天地之间，视听八达之外，此盖益其寿命而强者也，亦归于真人。其次，有圣人者，处天地之和，从八风之理，适嗜欲于世俗之间，无恚嗔之心，行不欲离于世，被服章，举不欲观于俗，外不劳形于事，内无思想之患，以恬愉为务，以自得为功，形体不敝，精神不散，亦可以百数。其次，有贤人者，法则天地，象似日月，辩列星辰，逆从阴阳，分别四时，将从上古合同于道，亦可使益寿而有极时。"

《素问·至真要大论》云："气血正平，长有天命。"

《素问·八正神明论》云："血气者，人之神，不可不谨养。"

3. 适寒暑，安居处

根据五运六气的运动变化，结合四季寒暑更替，让居住环境与天地之气相适应。天寒要保暖，天热要防暑，居住高处要防寒，居处低洼要防潮。

《素问·至真要大论》云："必安其主客，适其寒温。"

《素问·五常政大论》云："天不足西北，左寒而右凉，地不满东南，右热而左温……阴阳之气，高下之理，太少之异也……是以地有高下，气有温凉，高者气寒，下者气热……一州之气，生化寿夭不同……高下之理，地势使然也。"

《素问·六元正纪大论》云："至高之地，冬气常在；至下之地，夏气常在。必谨查之。"

《备急千金要方》云："背山临水，气候高爽，土地良沃，泉水清美……若得左右映岗之阜形胜，最为上地，地势好，亦居者安。"

4. 和五味，调饮食

饮食调养是五运六气理论中重要的养生理念。《黄帝内经》提出了岁谷、间谷的概念和应用方法。岁谷：颜色与司天在泉五行属性相同的谷物。间谷：颜色与间气五行属性相同的谷物，即五谷中与岁谷不同的谷类。岁谷具有养真气、安正气的作用；间谷具有保精、祛邪的作用。

《素问·六元正纪大论》云："食岁谷以全其真，避虚邪以安其正……食岁谷以安其气，食间谷以去其邪……食岁谷以全其真，食间谷以保其精……食岁谷以全真气，食间谷以辟虚邪。"

赵佶曰："岁谷者，司天在泉之谷也。"

王冰注曰："间气化生，故云间谷也。"

药食五味是运气养生的重要法则，五味各有所入，酸入肝，苦入心，甘入脾，辛入肺，咸入肾，过食也会伤真气，成为致病因素。《黄帝内经》提出五谷为养，五果为助，五畜为益，五菜为充，气味相合，以补精益气。

《素问·至真要大论》云："夫五味入胃，各归所喜，故酸先入肝，苦先入心，甘先入脾，辛先入肺，咸先入肾，久而增气，物化之常也。气增而久，夭之由也。"

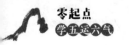

《素问·生气通天论》云："阴之所生,本在五味;阴之五官,伤在五味。是故味过于酸,肝气以津,脾气乃绝;味过于咸,大骨气劳,短肌,心气抑;味过于甘,心气喘满,色黑,肾气不衡;味过于苦,脾气不濡,胃气乃厚;味过于辛,筋脉沮弛,精神乃央。是故谨和五味,骨正筋柔,气血以流,腠理以密,如是则骨气以精,谨道如法,长有天命。"

《素问·脏气法时论》云："辛散,酸收,甘缓,苦坚,咸软。毒药攻邪,五谷为养,五果为助,五畜为益,五菜为充,气味合而服之,以补精益气。此五者,有辛酸甘苦咸,各有所利,或散或收,或缓或急,或坚或软,四时五脏,病随五味所宜也。"

《素问·五常政大论》云："谷肉果菜,食养尽之,无使过之,伤其正也。"

5. 养真气

真气是人体生命之气,《黄帝内经》真气的内涵在后世演化为正气。《黄帝内经》对真气和正气是有区别的:真气是先天之气和后天水谷之气的结合体,是为人体生命之气;正气则指正风,既不是实风,又不是虚风。

正最早见于《素问·五常政大论》,在《素问·刺法论》才明确提出了:"正气存内,邪不可干。"其后正气取代了真气而流衍至今。

中医学认为,气是人体生命的物质基础,是生命活动的动力,是形成生命活动的根本保证。人体真气强,气血阴阳盛,卫外固密,外邪难以入侵,内邪不能产生,就不会发生疾病。所以运气养生的关键在保养真气。

《庄子·知北游》:"人之生,气之聚也,聚则为生,散则为死。"

《素问·宝命全形论》云："人生于地,悬命于天,天地合气,命之曰人。"

《素问·上古天真论》云："夫上古圣人之教下也,皆谓之虚邪贼风,避之有时,恬惔虚无,真气从之,精神内守,病安从来?"

《灵枢·刺节真邪》云："真气者，所受于天，与谷气并而充身也。正气者，正风也，从一方来，非实风又非虚风也。邪气者，虚风之贼伤人也，其中人也深，不能自去。正风者，其中人也浅，合而自去，其气来柔弱，不能胜真气，故自去。"

《素问·平人气象论》云："人无胃气曰逆，逆者死。"

《素问·五常政大论》云："大毒治病，十去其六；常毒治病，十去其七；小毒治病，十去其八；无毒治病，十去其九。谷肉果菜，食养尽之，无使过之，伤其正也。"

《素问·刺法论》云："正气存内，邪不可干。"

6. 保精气

精气包含得之于父母的先天精气和后天水谷所化生的精气。《素问》补篇提出了三虚致邪理论，其中之一为精虚。

先天精气禀赋于父母，由精所化生，肾为先天之本。养肾精的方法除了节制性欲，还要充分地用食养，适当选择一些药食同源的食物，如枸杞子、核桃肉、桑椹等补益精气之品。

《素问·本病论》云："人之五脏，一脏不足，又会天虚，感邪之至也。人忧愁思虑即伤心，又或遇少阴司天，天数不及，太阴作接间至，即谓天虚也，此即人气天气同虚也。又遇惊而夺精，汗出于心，因而三虚。"

7. 调情志，养神气

情志在中医学有七情和五志，七情指喜、怒、忧、思、悲、惊、恐，五志指喜、怒、思、悲、恐。

中医的神有广义与狭义之分。广义的神指生命活动的外在表现，狭义的神是指人的精神意识思维活动。

根据运气变化，七情有度，五志得养，调适有方，保持情绪稳定，乐观

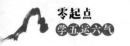

自在，精神饱满，精力充沛，淡泊静笃，达到与自然统一协调，就不会有疾病的发生。

《素问·阴阳应象大论》云："人有五脏化五气，以生喜怒悲忧恐。""怒伤肝……喜伤心……忧伤肺……思伤脾……恐伤肾。"

《素问·举痛论》："余知百病生于气也。怒则气上，喜则气缓，悲则气消，恐则气下，寒则气收，炅则气泄，惊则气乱，劳则气耗，思则气结。"

《灵枢·本神》云："是故怵惕思虑者则伤神，神伤则恐惧流淫而不止。因悲哀动中者，竭绝而失生。喜乐者，神惮散而不藏。愁忧者，气闭塞而不行。盛怒者，迷惑而不治。恐惧者，神荡惮而不收。心怵惕思虑则伤神，神伤则恐惧自失，破䐃脱肉，毛悴色夭，死于冬。脾愁忧而不解则伤意，意伤则悗乱，四肢不举，毛悴色夭，死于春。肝悲哀动中则伤魂，魂伤则狂忘不精，不精则不正，当人阴缩而挛筋，两胁骨不举，毛悴色夭，死于秋。肺喜乐无极则伤魄，魄伤则狂，狂者意不存人，皮革焦，毛悴色夭，死于夏。肾盛怒而不止则伤志，志伤则喜忘其前言，腰脊不可以俯仰屈伸，毛悴色夭，死于季夏。"

《素问·汤液醪醴论》云："精神不进，意志不治，故病不可愈。"

《素问·上古天真论》云："恬惔虚无，真气从之，精神内守，病安从来。"

《素问·八正神明论》云："故养神者，必知形之肥瘦，荣卫血气之盛衰。血气者，人之神，不可不谨养。"

《素问·移精变气论》云："得神者昌，失神者亡。"

8. 全形延寿

全形指形体养生，保养形体结构，使身体形神统一；延寿指延长身体的寿命。追求健康长寿是养生的最终目的，延寿是用养生的方法防止疾病，调摄阴阳，保持脏腑功能的健旺，延长生命活动。全形延寿是综合的养生过程，要顺天承运，保持形神精气的统一，根据年龄、体质、性别以及每个人各自的特点，选择合理饮食，适当运动，起居有节，饮食有度，调畅情志，保健按摩，选择适当的药物，达到长寿的目的。

《素问·上古天真论》云："食饮有节，起居有常，不妄作劳，故能形与神俱，而尽终其天年。"又云："形体不蔽，精神不散。"

《尚书·洪范》云："寿，百二十岁也。"

《素问·上古天真论》云："天寿过度，气脉常通，肾气有余。"

《素问·上古天真论》云："尽终其天年，度百岁乃去。"

二、五运六气与发病预防

1. 根据五运六气理论预测预防发病

五运六气对自然生物、人体的影响是有规律可循的，除了说明和预测自然界的气令变化，还可以用来预测人体疾病并指导预防。根据五运六气的规律性的特点，其特殊的气化易致人体发病，所以因运气原因而可能导致的发病可以预测并提前做出预防。如木运太过之年，风气流行，脾土易受邪害。气令特点以风、燥、湿为主，临证可见肝气偏胜，症见头痛、头晕、胁痛、易怒、甚则抽搐等表现；木旺乘脾可见纳差、呕吐、泄泻、身重等症；木旺侮金可出现口干、咽干、鼻衄等症状，根据岁运特点可以提前做出预判。

《素问·气交变大论》云："岁木太过，风气流行，脾土受邪。民病飧泄食减，体重烦冤，肠鸣腹支满……甚则忽忽善怒，眩冒巅疾。化气不政，生气独治……反胁痛而吐甚，冲阳绝者死不治。"

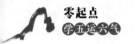
根据司天、在泉、主运、客运、主气、客气、客主加临、运气相合等综合分析，都可以预测发病。如厥阴风木当令，可以有风温发病；少阴君火、少阳相火当令，可以发生热病、温病；太阴湿土当令，可以出现湿邪为患；太阳寒水当令，可以发生伤寒；阳明燥金当令，可以出现燥邪为患。

如在 2013 年，我们对 2014 年进行了分析预测。2014 甲午年，岁运为土运太过，少阴君火司天，阳明燥金在泉。气生运，以气为主，雨湿大行，夏天天气炎热，对人体可能发生的疾病，在 2014 年到来之前就可以及早做出预防措施，其主要的理论依据来自于《黄帝内经》。

《素问·气交变大论》云："岁土太过，雨湿流行，肾水受邪。民病腹痛，清厥意不乐，体重烦冤……甚则肌肉萎，足痿不收，行善瘛，脚下痛，饮发中满食减，四支不举。变生得位……病腹满溏泄肠鸣。"

《素问·至真要大论》云："少阴司天，热淫所胜，怫热至，火行其政。民病胸中烦热，嗌干，右胠满，皮肤痛，寒热咳喘，大雨且至，唾血血泄，鼽衄，嚏，呕，溺色变，甚则疮疡胕肿，肩背臂臑及缺盆中痛，心痛，肺膜，腹大满，膨膨而喘咳，病本于肺。"

《素问·至真要大论》云："岁阳明在泉，燥淫所胜……民病喜呕，呕有苦，善太息，心胁痛不能反侧，甚则嗌干面尘，身无膏泽，足外反热。"

我们根据客主加临、运气相加的情况，推测运、气所主，根据所主时令的运气特点，预测发病轻重。

根据每年岁运和司天之气的关系，如气生运，为顺化，发病较轻；气克运，为天刑，发病较重；运克气，为不和，发病较重；运生气，为小逆，发病较轻；运气相同，为天符，发病剧烈。为此我们可以提前预测并做出防范措施。

2. 急性传染病预测预防

传染性疾病在我国古代被称为瘟疫、疫气、戾气、时气等，其特点是发病迅猛，症状相似，无问大小，皆相染易。根据运气理论可以及早做出预测并制订预防方案。如 2009 年我国发生甲型 H1N1 流感疫病。在此年之前，可以预测分析该年的运气和发病特点：该年运气是太阴湿土司天，太阳寒水在泉，当年疫病病机以湿、寒为主。根据运气理论可以及早做出预测并制订预防方案，临床取得了明显疗效。《黄帝内经》对瘟疫的发生提出许多理论，如瘟疫易发的不同时节、二火相加等，《素问》补篇又提出了刚柔失守、三年化疫等理论和治疗方法。

（1）瘟疫易发的时节

辰戌年，太阳寒水司天，初之气，少阳相火加临厥阴风木，易发温疠；卯酉年，阳明燥金司天，二之气，少阳相火加临少阴君火，温疠大至；终之气，少阴君火在泉，少阴君火加临太阳寒水，易发温病；寅申年，少阳相火司天，初之气，少阴君火加临厥阴风木，温病乃起；丑未年，太阴湿土司天，二之气，少阴君火加临少阴君火，温疠严重；子午年，少阴君火司天，阳明燥金在泉，五之气，少阳相火加临阳明燥金，易发温病；巳亥年，厥阴风木司天，少阳相火在泉，终之气，少阳相火加临太阳寒水，病发温疠（表 11）。

可以看出，瘟疫的发生主要在初、二、五、终四个时位，而且客气都是火气加临，且与司天、在泉密切相关。瘟疫的发生是五运六气各种因素相互作用的结果，不是某一个因素所决定的。每年的瘟疫特点各有不同，相同的运气之年也有常有变，如《素问·至真要大论》云："时有常位而气无必也。"

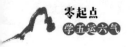

表 11　不同年份易发瘟疫时段

年份	易发疫病时段	加临的客气	描述疫病发生状况
太阳司天（辰戌年）	初之气（大寒—春分）	少阳相火	民乃厉，温病乃作
阳明司天（卯酉年）	二之气（春分—小满）	少阳相火	厉大至，民善暴死
阳明司天（卯酉年）	终之气（小雪—大寒）	少阴君火	其病温
少阳司天（寅申年）	初之气（大寒—春分）	少阴君火	温病乃起
太阴司天（丑未年）	二之气（春分—小满）	少阴君火	温厉大行，远近咸苦
少阴司天（子午年）	五之气（秋分—小雪）	少阳相火	其病温
厥阴司天（巳亥年）	终之气（小雪—大寒）	少阳相火	其病温厉

（2）二火相加易发瘟疫

主气、客气是少阳相火或少阴君火时，二火相逢，或者两个君火相逢，或者两个相火相逢，或者君火与相火相逢，都可能发生瘟疫。需要注意的是，如果少阴君火为客气，少阳相火为主气，为顺，发病较轻；如果少阴君火为主气，少阳相火为客气，为逆，易发瘟疫，且病情较重。

《素问·六微旨大论》云："君位臣，则顺，臣位君，则逆。逆则其病近，其害速；顺则其病远，其害微。所谓二火也。"

（3）《素问》补篇论瘟疫

《素问》补篇笔者考证为宋代刘温舒所作，秉承了王冰的理论，提出了刚柔失守、三虚致疫、三年化疫等理论。

1）三虚是病因：《素问》《灵枢》所论三虚为乘年之虚、失时之和、贼风邪气；《素问》补篇所论三虚与《素问》《灵枢》不同，《素问》补篇所论三虚，即天虚、脏虚、精虚。出现三虚后，人再感疫邪，则谓三虚致疫。

《素问·至真要大论》云："所谓感邪而生病也。乘年之虚，则邪甚也。失时之和，亦邪甚也。遇月之空，亦邪甚也。重感于邪，则病危矣。有胜之气，其必来复也。"

《灵枢·岁露论》云："乘年之衰，逢月之空，失时之和，因为贼风所伤，是谓三虚。"

《素问·本病论》云："人气不足，天气如虚，人神失守，神光不聚，邪鬼干人，致有夭亡，可得闻乎？岐伯曰：人之五脏，一脏不足，又会天虚，感邪之至也。人忧愁思虑即伤心，又或遇少阴司天，天数不及，太阴作接间至，即谓天虚也，此即人气天气同虚也。又遇惊而夺精，汗出于心，因而三虚。"

2）刚柔失守是天机：上刚干失其位，下柔干不能独主，中运不能执法，天地不和，天运失序，三年后变大疫。所谓刚柔，王冰在《玄珠密语》中对刚柔的认识明确为天干，刚为太过，柔为不及。王冰的解释为天甲子上见司天，地甲子下见在泉，刚柔是上下二干。刚柔明确为干，刚为太过，柔为不及，阳干为刚，阴干为柔。

《素问·刺法论》云："刚柔二干，失守其位。"

《淮南子·天文训》云："凡日，甲刚，乙柔，丙刚，丁柔，以至于癸。"

张介宾说："十干五运，分属阴阳。阳干气刚，甲、丙、戊、庚、壬也。阴干气柔，乙、丁、己、辛、癸也。故曰刚柔二干。"

王冰《玄珠密语·五运元通纪》云："故运者，丁壬木运，即壬主刚，丁主柔，刚为太过，柔为不及，太过即木气伤土，不及即自衰，自衰即反受金刑。戊癸火运，即戊主刚，癸主柔，刚为太过，柔为不及，太过即火气伤金，不及即反受水刑。甲己土运，即甲主刚，己主柔，刚为太过，柔为不及，太过即土气伤水，不及即反受木刑。乙庚金运，即庚主刚，乙主柔。刚

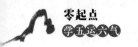

为太过，柔为不及，太过即金气伤木，不及即反受火刑。丙辛水运，即丙主刚，辛主柔，刚为太过，柔为不及，太过即水气伤火，不及即反受土刑。此者是运气之刚柔盛衰之意者也。"

3）三年化疫：如果出现刚柔失守，则三年可以见到重大的瘟疫流行。其症状表现发病迅猛，症状相似，不分老幼，具有流行性、传染性，病情危重。三年化疫理论由刘温舒提出，其价值尚需要进一步研究。

《素问·刺法论》云："刚柔二干，失其守位……天地迭移，三年化疫。"又云："假令丙寅，刚柔失守，上刚干失守，下柔不可独主之，中水运非太过，不可执法而定之。布天有余，而失守上正，天地不合，即律吕音异，如此即天运失序，后三年变疫。"

《素问·刺法论》云："假令甲子，刚柔失守，刚未正，柔孤而有亏，时序不令，即音律非从，如此三年，变大疫也……又有下位己卯不至，而甲子孤立者，次三年作土疠。"

《素问·本病论》云："甲己失守，后三年化成土疫，晚至丁卯，早至丙寅，土疫至也。"

《素问·刺法论》云："五疫之至，皆相染易，无问大小，病状相似。"

4）疫与疠的区别：太过年的传染病叫疫，不及年的传染病叫疠。

《素问·刺法论》疠疫之分，则以天干论之，盖以疫之与疠，不过上下刚柔之异，又以金木水火土统之，即所谓五疫者也。

《素问·刺法论》云："是故立地五年，以明失守，以穷法刺，于是疫之与疠，即是上下刚柔之名也，穷归一体也，即刺疫法，只有五法，即总其诸位失守，故只归五行而统之也。"

5）治法

①刺法与调养：可以采用针刺方法，并需要调养情志，注意饮食。如金疫，先补肝俞，三日后，可刺肺之所行，静神以养，不可大怒。

假如甲子年后三年变土疫，《素问·刺法论》云："详其微甚，察其浅深，欲至而可刺，刺之，当先补肾俞，次三日，可刺足太阴之所注。"

假如庚辰后三年变金疫，《素问·刺法论》云："当先补肝俞，次三日，可刺肺之所行。刺毕，可静神七日，慎勿大怒，怒必真气却散之。"

假如壬午年后三年变木疫，《素问·刺法论》云："当刺脾之俞，次三日，可刺肝之所出也。刺毕，静神七日，勿大醉歌乐，其气复散，又勿饱食，勿食生物，欲令脾实，气无滞饱，无久坐，食无太酸，无食一切生物，宜甘宜淡。"

②意念调气法：《素问》补篇还提出了意念调气法。

《素问·刺法论》云："避其毒气，天牝从来，复得其往，气出于脑，即不邪干。气出于脑，即室先想心如日，欲将入于疫室，先想青气自肝而出，左行于东，化作林木；次想白气自肺而出，右行于西，化作戈甲；次想赤气自心而出，南行于上，化作焰明；次想黑气自肾而出，北行于下，化作水；次想黄气自脾而出，存于中央，化作土。五气护身之毕，以想头上如北斗之煌煌，然后可入于疫室。"

③其他治法：如吐气纳气法、药浴汗泄法、服小金丹法等。

6）预防：预防要做到保养脏腑，修养和神，顺天应道。

《素问·刺法论》云："不相染者，正气存内，邪不可干，避其毒气……

治之可刺……凡此十二官者，不得相失也……非治疾也，故要修养和神也。道贵常存，补神固根，神气不散，神守不分。"

《素问·本病论》云："得守者生，失守者死。得神者昌，失神者亡。"

《素问·刺法论》云："刚柔二干，失守其位，使天运之气皆虚乎？与民为病，可得平乎？岐伯曰：深乎哉问！明其奥旨，天地迭移，三年化疫，是谓根之可见，必有逃门。"

3. 司岁备物

司岁备物在《黄帝内经》运气理论中专指顺应每年的运气特点采集力效功专的药物，非运气之年采集的相同药物，则药气散，品同质差。

《素问·至真要大论》云："司岁备物，则无遗主矣……非司岁物何谓也？岐伯曰：散也。故质同而异等也，气味有薄厚，性用有躁静，治保有多少，力化有浅深，此之谓也。"

司岁备物的概念还可以引申为：根据每年的运气不同，准备符合该年运气特征的方药，以治未病。

马莳《黄帝内经素问注证发微·至真要大论》云："每岁各有所司，必因其司岁者以备药物，则病无遗主矣。"

张介宾曰："天地之气，每岁各有所司，因司气以备药物，则主病者无遗也。"

参考文献

1. 邹勇 . 五运六气入门与提高十二讲 [M]. 北京：人民卫生出版社，2017.

2. 邹勇 . 三因司天方解读 [M]. 北京：人民卫生出版社，2018.

3. 邹勇 . 五运六气经典理论导读 [M]. 北京：人民卫生出版社，2020.

4. 邹勇 . 五运六气百问百答 [M]. 北京：中国中医药出版社，2018.

5. 邹勇 . 邹勇天地人病时系统辨证 [M]. 北京：人民卫生出版社，2020.

6. 陈美东 . 中国古代天文学思想 [M]. 北京：中国科学技术出版社，2008.

7. 杨威，白卫国 . 五运六气研究 [M]. 北京：中国中医药出版社，2011.

8. 高尔鑫 . 汪石山医学全书 [M]. 北京：中国中医药出版社，1999.

9. 苏颖 . 五运六气探微 [M]. 北京：人民卫生出版社，2014.

10. 张汝舟 . 二毋室古代天文历法论丛 [M]. 杭州：浙江古籍出版社，1987.

11. 张闻玉 . 古代天文历法讲座 [M]. 桂林：广西师范大学出版社，2008.

12. 韩霞 . 中国古代天文历法 [M]. 北京：中国商业出版社，2015.